伊達式！
飲んでも食べても太らない本

伊達友美 監修

宝島
SUGOI
文庫

宝島社

伊達式！
飲んでも食べても太らない本

「食べやせダイエット」の
決定版!!

伊達友美 監修

宝島社

伊達友美先生に聞く!

飲んでも食べても太らない技術

本当に飲んでも食べてもいいの?
多くの人が驚くに違いないが、
伊達式ダイエットの基本は「食べやせ」。
身体にも心にもムリのないダイエットだから、
健康にやせられてリバウンドしないのだ!

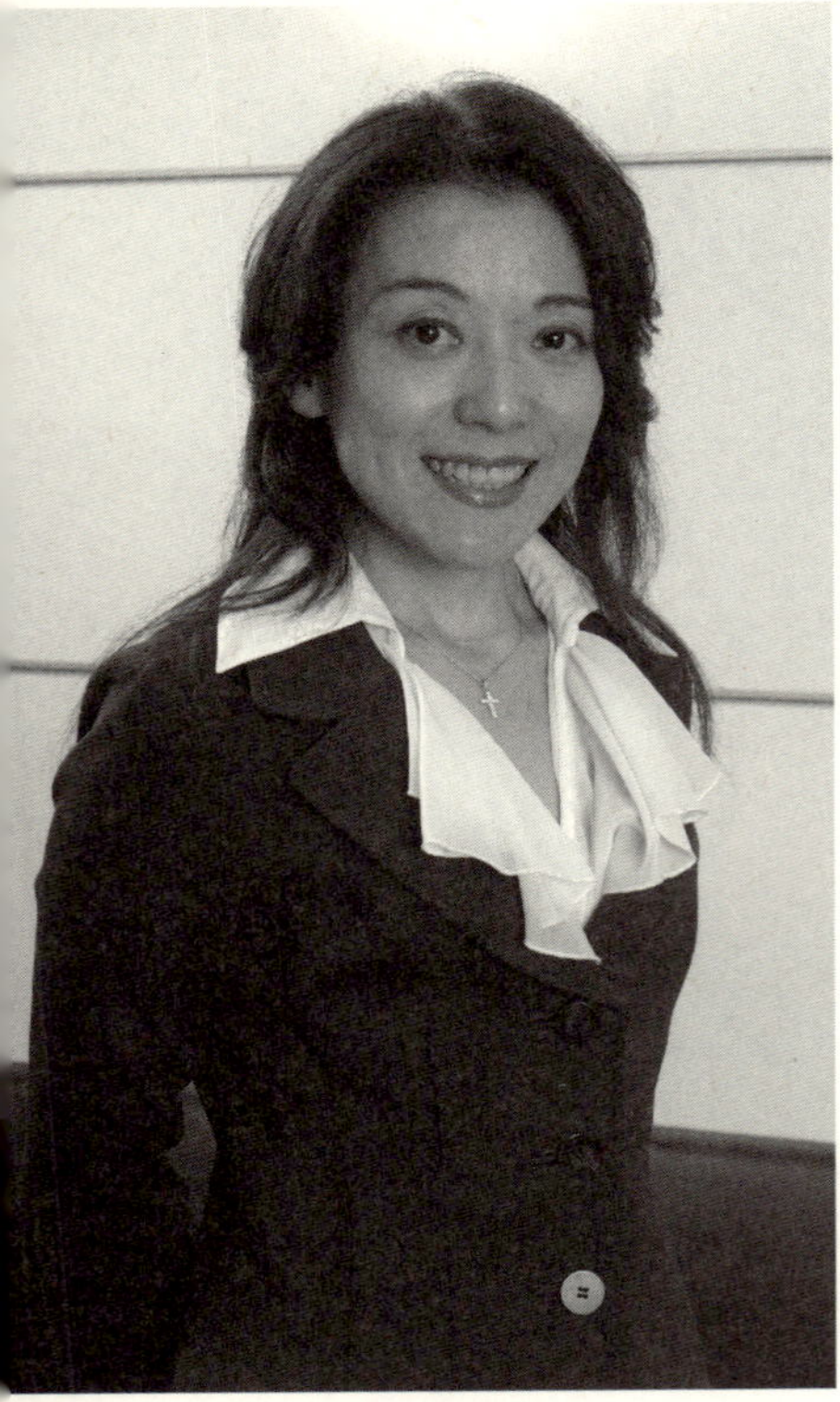

ダイエット成功の秘訣はシンプル

「食べものを見ること」

だって食べものが
身体を作るのですから

身体に必要なものを「プラスして食べる」のが伊達式ダイエットだ！

「女性はダイエットが趣味みたいな人も多いでしょう？　情報はとにかくたくさん持っている。でもそれに比べると男性はダイエットについて詳しくない。一部の自覚的な人を除けば、石器時代並みという感じですよ」

と、最近では男性のダイエットも多数指導している伊達先生。毎日漫然と飲み食いし、ふと気がつくとでっぷり太ってしまい、慌ててダイエットに励み出す、なんて諸氏も少なくないという。

「最初は、自分は食べたものでできているんだ、ということをわかってもらうことからスタートします」

ダイエットとなると男性の場合、ストイックになる傾向がある。「絞る！」と決めたら、食べるのを徹底的に制限し、プロテインドリンクだけにしたり。そんな無謀な方法では、やせたところで一時的。すぐにリバウンドしてしまう。

「人間の身体を作っているのは、たんぱく質。皮膚も骨も、大切な髪の毛も、たんぱく質からできています。ダイエット中だからとたんぱく質が豊富に含まれる肉や魚を断ってしまったら大変。最近の若者の薄毛の原因はたんぱく質不足じゃないかと疑っているくらいです」

人間の身体は、食べたものが胃や腸で消化、吸収され、それぞれの栄養素が全身の組織へ運ばれ、作られていく。究極の話、食べたものでしか私たちの身体は作られていないのだ。身体のためにも、ダイエットする意味でも、まずは意識を変えるため、「自分の食べるものを、見ることからはじめてみてください」と、伊達先生は言う。

伊達式ダイエットの特徴は、これを食べてはいけない、という言い方をしないこと。「身体にいいものをプラスして食べる＝身体にいいものを入れて、悪いものを出す」ダイエット法なのだ。

「食べてはいけない食べものなんてありません。ただし炭水化物や身体に悪い油ばかりを食べていたら、当然太るし体調も悪くなります。何をどう食べるのか、考えながら食べることが大切です」

たとえば、主食にご飯（米）を食べるのならば、おかずが必要になる。おかずには身体を作るたんぱく質の肉料理か魚料理。野菜もできれば食べたい。

「さらに、ここに汁ものをプラスしてもらいたいんです。味噌汁かスープ類。わかめスープでもミネストローネでもいいんです」

伊達先生いわく、ダイエット成功の秘訣は基礎代謝を高めること。それには身体を温めることが大切なのだ。ご飯とおかずに温かい汁ものがプラスされれば、身体が温まり、自然と基礎代謝が上がる。すると、脂肪が燃えやすくなるというわけだ。

「また、生の食品も、ぜひ食べてほしいですね。生野菜やフルーツ類、刺し身や寿司。納豆や漬けものなどの発酵食品もいいですね」

伊達先生によると、生の食品には酵素がそのまま含まれている。酵素は加熱すると壊れてしまうので、生のままの状態で食べるのがいいのだ。こうした食べもの自体が持つ、やせるための力や身体の調子を整えてくれる力を上手に利用するのが、伊達式ダイエットの秘訣なのだ。

食べる順序を変えるだけでもやせることができる！

さらに、食べるものは同じでも、口に入れる順番を変えるだけで太りにくくできるという。

「炭水化物から先に食べると太りやすくなります。太りにくい身体を作るには、野菜や汁ものなどから食べましょう」（詳しくは84ページ）

また、朝は身体にとっては、「排泄と消化の時間」。フルーツやフルーツジュースなど、デトックス効果があるといわれる食べものを摂るのがベストだと、伊達先生は指摘する。「余分なものを体内から排出すると身体の調子もよくなるし、基礎代謝率も上がりますよ」。
食べる順番や食べる時間にちょっとだけ気をつける。これだけでもやせやすい身体が手に入るとは驚きだ。

宴会シーズンも心配無用！　飲み会ならではの上手な食べ方とは!?

社内行事や付き合いなど、働く人にとって飲み会は切っても切れないもの。でも、ダイエット中なら宴会は控えるべき……？

「いろいろな人と話せるチャンスだし、友達と飲めばストレス発散になる。宴会は出るべきです」

さらに宴会は「日ごろあまり食べられない食品を食べられるチャンスでもある」と伊達先生。確かに、いつもは食べないものを大いにつまむことができる。

「枝豆や豆腐、お寿司に刺し身などからは良質な油が摂れます。豆乳鍋などの鍋ものも最高です。身体が冷える冬は、チューハイよりお湯割り、日本酒なら熱燗。ワインは常温で飲める赤ワインがいいですよ」

最後は温かい汁ものを。しじみ汁なら身体が温まり、二日酔い防止にもなって一石二鳥。また、宴会での飲み食いは、前後で帳尻合わせをしてほしい。

「宴会の日はたくさん食べて胃が膨張します。次の日の朝食を食べないようにすると、胃が本来の大きさに戻りやすいでしょう」

ちなみに胃がグーグー鳴るのは、胃が本来の大きさに戻っていくサイン。以上を念頭に、ダイエット中でも、宴会は楽しもう！

やせる身体を作るには食べなくてはダメ！

「ダイエットというと、とにかく食べない、ガマンする。これには限界があるんですよ」

伊達先生が指摘するように、身体は食べものからできている。身体に必要なものを制限するなんてとんでもない。必要なものはしっかり食べることが、結局は太りにくい身体への近道となる。偏った食事はストレスがたまり、ガマンができなくなって、最終的には過食にもつながる。体調も悪くなり、イライラの原因にもなるのだ。

いろいろなものをなるべく自然な食べものの状態で食べること。食べる時間やタイミングも考えながら食べること。さらに、温かい汁ものをプラスするなどして、身体を温めること。これらの食べ方をすれば、自然と基礎代謝量が上がり、燃費のよいやせやすい身体が手に入る。本書で紹介する実践法を参考に、ぜひやせやすい身体を手に入れよう！

● 伊達式ダイエットとは ●

「代謝をよくする食べものを上手に食べる」ダイエット!

● 身体にいい食べものを食べる

栄養は自然の食材から摂る。ビタミンやミネラルたっぷりの野菜やフルーツ、身体を作るたんぱく質が豊富な肉や魚、卵、大豆製品などを積極的に食べる。炭水化物はご飯（米）中心に。

↓

● 身体は温めることが大切

冷えた身体は基礎代謝が下がる。燃焼系ボディを作るには、身体を温めよう。味噌汁やスープ、シチューなどの汁ものをプラスすれば、毛細血管まで温まり、基礎代謝が上がる。

↓

● 燃焼系ボディが手に入る

たんぱく質で筋肉を作り、冷えない身体になれば、自然と基礎代謝量が上がる。基礎代謝量が上がれば、消費カロリーが増えて体脂肪を溜めにくくなる。そうすれば、自然とやせやすくリバウンドなしの身体に！

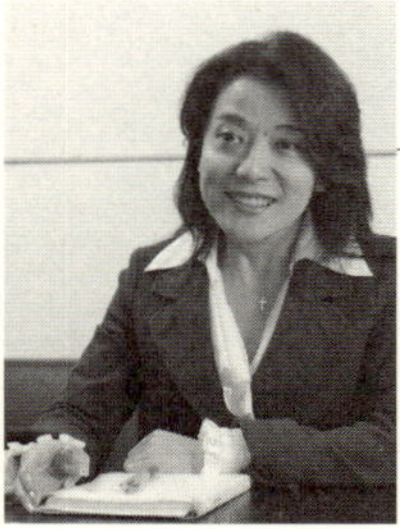

伊達友美（だて・ゆみ）

管理栄養士、日本抗加齢医学会認定指導士、銀座アンチエイジングラボラトリーカウンセラー。日本メンズヘルス医学会会員など。自身も数々のダイエットを試し、最終的に－20kgに成功した経験を持つ。美しく健康的にやせる減量栄養指導で多くの女性の支持を集めているが、男性ならではの事情に配慮した的確な指導で男性ファンも激増中。著書に『食べて痩せる100のコツ』（マガジンハウス）、『23時から食べても太らない方法』（WAVE出版）、『食べてやせる！魔法のダイエット』（宝島社文庫）など多数。

食べやせ五ヵ条

其の一

食べるものはよく見て味わおう。人間の身体は食べたものからできている。よく見て食べると食べる前の心の準備にもつながるし、自然とよく考えて食べる習慣もできてくる。

其の二

ダイエット中にも肉や魚断ちはしなくていい！ 肉や魚、卵や大豆製品は、身体を作ってくれる大切な食品。大切な髪の素にも筋肉にもなる。身体のためには積極的に食べるべし。

其の三

食べる順序を変えるだけでも、やせやすい身体を作ることができる。まず野菜や汁もの、漬けものなどから食べて、それからご飯などの炭水化物を食べるようにしよう。

其の四

宴会は大いに楽しむべし。宴会に出ないでストレスをためるのはダイエットにもよくない。宴会は日ごろ食べられないものを味わえるチャンス。普段食べにくいものを中心に！

其の五

宴会で大いに飲み食いしたら、前後で食べる量を調節しよう。二〜三日で帳尻を合わせればOK。宴会の翌日には食べ控えると膨張した胃をいつもの大きさに戻すことができる。

伊達式！

飲んでも食べても太らない本

CONTENTS

PART 2 〝やせ体質〟は食事から

PART 3 やせるための新常識

伊達式！

飲んでも 食べても 太らないための 実践法

伊達式ダイエットでは、好きなものを好きなだけ食べてよい。太る原因、やせない原因は、食べ過ぎではなく「栄養不足」なのだ。そこで重要となってくるのが、食べ方や食べた後の調整方法。本書では、三つの切り口から、その実践法を紹介する。

PART 1

食べ過ぎた！ときの対処法

日々忙しく働く人には、接待などでどうしても飲み食いしなければならないときもある。それに大好物は、身体によくないとわかっていてもやめられない。そんなときは無理せず食べてOK！ それでも太らないために「これでセーフ！」という方法を覚えておけばいいのだ。

こんなあなたに!

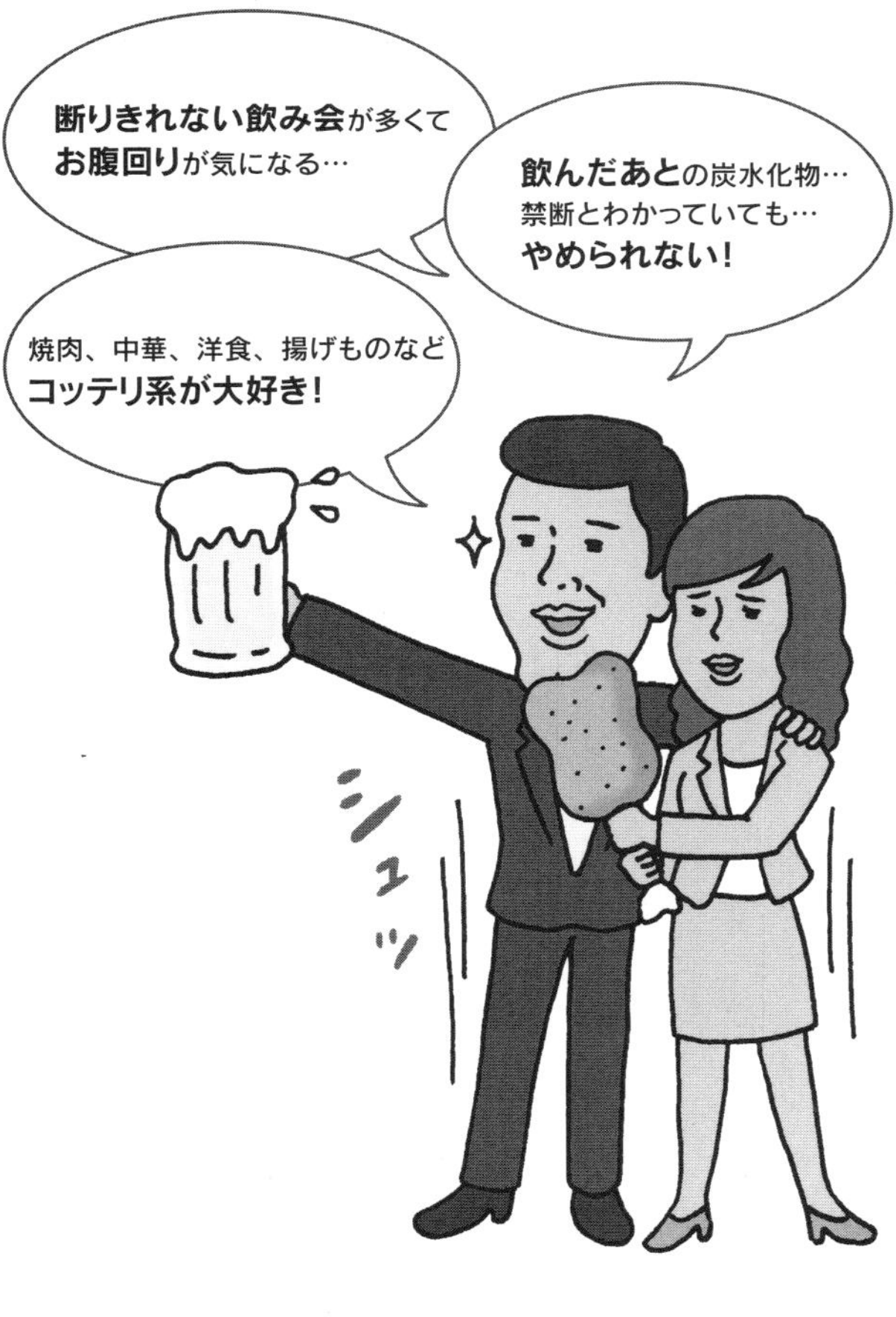
断りきれない飲み会が多くて
お腹回りが気になる…
飲んだあとの炭水化物…
禁断とわかっていても…
やめられない!
焼肉、中華、洋食、揚げものなど
コッテリ系が大好き!
シュッ

CASE 1

年末年始の宴会シーズン！テーブルには揚げものなど油っこいものばかり…

忘年会、クリスマスに新年会……。
年末年始は何かと飲み会が重なる時期。
毎年、テーブルに置かれた
揚げものたちの誘惑に負け、
体重が増えてしまうけれど、
今年は何とかならないものだろうか……。

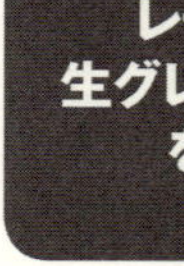

これでセーフ！

レモン汁を絞ったり、生グレープフルーツサワーを飲むようにする

柑橘類の豊富なビタミンCが抗酸化作用をもたらす！

居酒屋の宴会コースに必ずと言っていいほど登場する、山のような唐揚げ。クリスマスパーティには欠かせない、熱々のフライドチキン。年が明けて親戚が集まれば、卓上には天ぷらの盛り合わせがドッサリ。

大勢で集まる場面がいろいろと増える年末年始は、普段以上に油っぽいものを口にするシーズンだ。ここで何の工夫もせずに、揚げものを頬張っていては、メタボ一直線になることは火を見るよりも明らか。

そこで今年は、並べられた揚げものにたっぷりのレモン汁を絞り、お酒を生ビールから生グレープフルーツサワーに変えることをオススメしたい。柑橘類には、肥満の大きな原因のひとつである「酸化した油」を中和してくれるビタミンCやクエン酸が豊富に含まれているからだ。

意外に知られていないが、実は油も釘やネジのように、長時間放置しておくと「錆びる（＝酸化する）」。これは人間も同様で、食生活の乱れやストレスなどが原因となり、体内の活性酵素（活性の高い酵素）が増えると、身体が酸化していくと言われている。

酸化した油をそのまま摂取し続けると、身体もどんどん酸化していってしまうおそれがあるのだ。

すると、どうなるか。酸化はほぼすべての病気や老化の原因となるものであるため、肥満以外にも糖尿病、脂質異常症、肝機能障害などの生活習慣病を引き起こすリスクが高まっていくことになる。

抗酸化作用に優れたビタミンCは、レモン、グレープフルーツのほか、アセロラ、すだち、柿、キウイ、イチゴ、オレンジなどのフルーツ、ピーマン、キャベツ、パセリ、ブロッコリーなどの野菜に多く含まれている。油っこいものを食べるときには、これらの食材を使ったサラダなどを積極的に口に入れるように心がけるといいだろう。

より高い温度で使用した油のほうが早く酸化していく

そもそも、なぜ揚げものの油は酸化しやすいのだろうか。

その答えは、調理をする際の「温度」に関係している。

夏場と冬場では前者のほうが食べものが腐りやすいことからもわかるとおり、油も常温で使用するよりも高温で加熱して使うほうがより早く酸化していく。揚げものを作るときは約180度の温度で熱するわけだから、その酸化速度たるや推して知るべし。しかも、外食産業の多くは油そのものを何度も使い回しているケースがほとんど。最たるものがファストフードのポテトだろう。何度も使い古して沈殿していくあのフライヤーのなかの油を「発がんスープ」と呼ぶアメリカの専門家もいるくらいだ。ハンバーガーを食べるときはセットではなく単品で注文するのがいい。

そして見落としがちなのが、調理後の揚げものも時間とともに酸化しているという点。当然、揚げたてを食べるほうが酸化の度合いは少なくてすむので、外食で揚げものが登場したときはもちろん、お弁当やお惣菜に入っている場合でもなるべく早めに食べてしまうのがいいだろう。

悪い油を摂り過ぎたせいでウツ、薄毛、前立腺肥大に!?

使い古して酸化した揚げものの油のような、悪い油を摂り過ぎると、ホルモンバランスに異常をきたし、重大な弊害が起きることもわかっている。

近年、若年層に目立つウツや頭髪の脱毛なども、これらが一因となっているといわれている。

また、これまで高齢男性特有の病気と思われていた前立腺肥大（膀胱の下部にある前立腺が肥大し、排尿障害をもたらす）も若くして発症する人が増加。ファストフード大国・アメリカでは、前立腺肥大の患者が日本の10倍以上になっているといわれている。

また長い間、食べ過ぎや運動不足が原因と思われていたメタボリックシンドロームも、一部学説によれば、男性ホルモン減少の影響を受けているという。

とにかく、悪い油には注意が必要なのだ。

CASE 2

上司との付き合いなど、どうしても断れない飲み会がほぼ毎日…

社会人ともなれば、飲むのも仕事のうち。
とはいえ、それも毎日続くとなると
どうしても気になってくるのが腹回り。
上司や同僚はとっくに
諦めているみたいだけど、
自分は何とか踏ん張りたい！

これでセーフ！

お酒はなるべく焼酎やウィスキーなどにし、締めにスープなど温かい汁ものを

基本は温かいお酒であること。合成酒などは避けたほうがいい

会社の経費削減圧力が厳しいご時勢とはいえ、サラリーマンにとって「飲むのも仕事のうち」なのは今も昔も変わらない。取引先の接待、お酒好きな上司との付き合い、週末はプライベートで合コン……。気づけば「これがビール腹か」と鏡を見つめる休日。

というわけで、毎日飲み会に行って暴飲暴食に励むのは確かによくないのだが、アルコールそのものは一般のイメージほどダイエットに悪影響を与えるものではない。というのも、実はアルコールで摂取するカロリーのほとんどは、すぐに代謝されてしまい、脂肪になることはほとんどないと言われているからだ。

気をつけるべきは、むしろ飲むお酒の種類のほう。少量で酔いやすく、中身の糖度が低い焼酎、ウィスキーあたりが狙い目だろう。身体を温めることによってダイエット効果が上がるように、お湯割りにするのがいい。そういう意味では、日本酒の熱燗やホットカクテルも選択肢に入れるべきだ。

反対に、なるべく避けたいのが冷たいお酒。氷のたくさん入ったロングカクテルやチューハイは、身体を冷やして代謝を下げてしまうので、ダイエットには不向きなメニュー。

さらに手を出したくないのが「合成酒」。化学合成物は身体に毒素を溜めてしまうため、その解毒にエネルギーを取られる。その分、胃腸の働きや代謝が低下すると言われているので、どうしても身体がやせにくくなってしまうからだ。

最近、はやりの「カロリーオフ」の商品もクセモノ。確かにカロリー自体は低くなっているのだが、そのためにいくつもの加工がなされ、さまざまな添加物が加えられている場合が多い。合成酒同様、身体に余分な負担をかけやすい。

それならば多少、値段やカロリーが高くても、これまでどおりの日本酒やビールを飲んだほうが満足感も高く、賢い選択と言える。

アルコールによる脱水症状を甘く見てはいけない

アルコールの多量摂取による弊害として、代表的なものに脱水症状がある。人間の身体は約60％が水分でできている。効率的な代謝を維持するためにも、失った水分はすぐに補給していきたい。だがしかし、ジョッキグラスに氷を大量に入れて一気飲み、なんてことはＮＧ。水を飲むなら常温か、ぬるま湯にしておこう。

そして、できれば食品から水分を摂りこみたい。鍋ものや煮ものなど、飲み会の場は水気のある食べものが意外に多いものなので、意識して箸をのばすようにしよう。最後は、スープか汁もので締める。温かい飲みもので、胃腸をやさしくサポートしてあげることが肝心だ。

水だけの水分補給は腎臓の大きな負担に

水よりも、鍋ものや汁ものなどの食品から水分を摂りこむほうがいいという理由についても、ここで少し触れておくことにしよう。

水分は体内に入ると血液を通じて腎臓に送りこまれ、そこで処理される。あまりに水ばかりを飲み過ぎると、この腎臓にかかる負担が大きくなってしまい、その機能を低下させてしまうことにつながる。

また、水分を摂り過ぎると体液が薄まり、ミネラルバランスなどが乱れやすくなるという問題点もある。

つまり、水は摂り過ぎても身体によくないというわけだ。

これを防ぐために食品から水分を得ることが重要になってくる。食品に含まれている水分は、さまざまな栄養素を含んでいるため、胃腸で消化されてからゆっくりと腎臓へ運ばれていく。そして体液をやたらに薄めることもない。要するに、身体にやさしい水分として吸収されていくのだ。

テレビや雑誌でよく海外のセレブが「毎朝、水を◯リットル飲んでます」という話をしたりするが、はたして日本人のあなたに合うかどうか。

飲んでいいお酒

・焼酎
・ウィスキー
・日本酒(熱燗)
・ホットカクテル
など

控えたいお酒

・合成酒
・チューハイ
・ロングカクテル
など

CASE 3

やっぱりウマイ!! 飲んだ後のラーメンは最高だ! でも…

誰が最初に試したのかは知らないが、お酒を飲んだ後のラーメンほど、ココロをくすぐる食べものはない。明日、後悔することはわかっていてもやっぱり今夜も食べずにいられない。

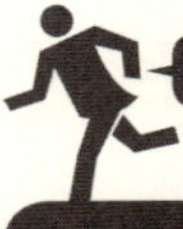

これでセーフ!

食べてもいいが、食前に野菜ジュースを1本飲むこと

飲んだ後にラーメンが食べたくなる根拠

会社の歓送迎会でしこたま飲んだ帰り道。駅の改札の向こうにほんのりと光る「ラーメン」の文字。

濃厚なとんこつスープの上に浮かぶ背脂、縮れた細麺、口のなかでほぐれるチャーシューの感触……。ああ、思い出しただけでヨダレが！

　お酒を飲む人間なら、多かれ少なかれこんな気持ちになったことがあるはず。どうして、お酒の後はあれほどラーメンが食べたくなってしまうのか。実は、そこには身体が自然と欲する根拠がしっかりとある。

　そのひとつが、前項でもお話ししたアルコールによる脱水症状。お酒を飲んだことで体内の水分が足りない状態になっているため、スープのあるラーメンが食べたくなるというわけ。

　もうひとつは、糖の不足。お酒は別名「エンプティーカロリー」と呼ばれるほど、栄養分のないものであり、体内で燃焼するのが早いことでも知られている。だから飲んでからそれほど時間が経っていないうちに、身体のエネルギー源である糖が不足がちになり、その素《もと》となる炭水化物を欲しがるようになってしまうのだ。

　深夜、飲み会帰りに水分がたっぷりと摂れ、炭水化物も同時に食べられるメニューといえば、かなり限られてくる。

　しかも、さっきまでさんざん揚げものやら焼き鳥やら、塩気の多い食べものを食べまくっているため、舌はほとんどマヒ状態。

　というわけで、飲んだ後にラーメン屋の暖簾《のれん》をくぐりたくなってしまうのだ。

野菜ジュースを飲むことで炭水化物の吸収を穏やかにする

身体を酸化させる悪い油が使われていることが多いラーメンは、食べないに越したことはないが、どうしてもというときは食べる前にコンビニでも自販機でもいいから野菜ジュースを一本買って、飲むようにしよう。

これは急激な血糖値の上昇を防ぐための処置。ラーメンのような粉ものの炭水化物を夜中に食べると、体内の血糖値がはね上がる。血糖値が高くなると、摂りこみきれない糖が増えていく。それがやがて太る原因となるわけだが、野菜ジュースは糖の吸収をゆるやかにし、血糖値の急上昇を抑えることでその悪い流れを断ち切ってくれるのだ。

また、ジュースのなかに含まれる各種ビタミン・ミネラルが、消化や代謝に重要な栄養素として働き、体脂肪の合成を防ぐという利点もある。

なぜ血糖値が高くなると、太るのか。それはインシュリンというホルモンと深い関係がある。糖尿病の治療に用いられることで有名なインシュリンは、血液中の糖をエネルギーとして肝臓や筋肉に蓄える働きを持っている。体内の血糖値が高くなると、このインシュリンがすい臓から分泌され、血糖値を下げようとするのだが、大量に分泌され過ぎてしまった場合、余った糖は脂肪として脂肪細胞へ運ばれる。そこで貯蓄された結果、太ってしまうのだ。

ということは、インシュリンが大量に分泌されない状況＝血糖値が急上昇しない食べ方をすれば、肥満を未然に防止できる。体型をコントロールするためには、インシュリンのコントロールが必要不可欠というわけだ。

具を食べる順番や、酢を使うことでさらなる効果が

ラーメンの食べ方自体を工夫してみるのもいいだろう。

タマゴ、チャーシュー、ワカメ、コーン、バター、メンマ、ナルト、ホウレンソウ……。ラーメンは具材の多い食べものでもある。いきなり炭水化物である麺を口にして血糖値をはね上げるより、具の野菜類などから手をつけ、糖の吸収をゆるやかにするという工夫も効果がある。

さらに、ギョーザをメニューに加えている店によく置いてあるのが酢。これも血糖値の上昇を抑えるのに役立つ。味を損なわない程度に、加えてみるといいだろう。

CASE 4

肉、肉、肉…。とにかく焼き肉が食べたくて仕方がない

学生時代から一番のご馳走と言えば焼き肉。
生ビール片手に食べるカルビはホント最高！
ダイエットを始めてから、
ずいぶんとご無沙汰をしているけれど、
たまには焼きたての肉を腹いっぱい食べたい!!

これでセーフ！

主役の肉の前に、キムチとレバ刺しを頼むようにする

肉はダイエットにもっとも効果のある食材のひとつ

ダイエットに「肉」はなくてはならない食材。ガマンして食べないなんてもったいない。

理由は簡単。たんぱく質をたくさん含む肉は、基礎代謝を上げるからだ。

また、たんぱく質は食べたときに熱放出される量が多く、食材そのもののカロリーが高くても、比較的身につくカロリーが低いという特徴を持っているため、やせるためにうってつけの栄養素だといえる。

それだけではない。肉に含まれるアミノ酸は、甘いものを食べたいという衝動を抑制するといわれているため、もし仮に肉を完全に断ち切ってしまった場合、甘いものが食べたくて食べたくて仕方なくなり、かえって太ってしまうということもあり得るのだ。

このように、ダイエット中に肉を完全に断つのは逆効果になることもある。毎日肉、肉！で太った人でなければ、ガマンしないで積極的に食べるようにしよう。

「太らない焼き肉」オーダー法。これが理想のラインナップ

肉をメインにした料理を食べようとしたとき、焼き肉はその〝食べ方〟においてかなり難しい部類に入る。何しろ種類が豊富で、サイドメニューも多い。何から食べて、どう締めるか。実にさまざまな選択肢が浮かぶ。

そこで、ここではもっとも理想的な焼き肉の食べ方をご紹介していこう。

まず、肉を頼む前に口にしたいのがキムチとレバ刺し。キムチは乳酸菌が豊富な発

酵食品。毒素を排出したり、代謝をアップさせる効果がある。大量の唐辛子に含まれるカプサイシンにも代謝アップ作用があるといわれており、ダイエット効果が期待できる。野菜を使ったサイドメニューということでいえば、サラダ、ナムルなどもいいだろう。

レバ刺しは、たんぱく質だけでなく、鉄分や亜鉛などのミネラル、ビタミンを多く含んでいる。食べることで、これまた毒素の排出が促進され、肝機能をサポート。脂肪分が少ないというのもありがたい。薬味にニンニクやショウガなどが添えられているが、そちらも代謝アップにつながる。

同じ生肉を使った料理としては、ユッケもオススメ。良質のゴマ油が使われているという点もレバ刺しと共通しており、身体のバランスを整えるために、ぜひとも食べておきたい一品だ。

続いて、主役の肉類。中心にしたいのはロースとハラミ（横隔膜周辺の肉）。脂肪を燃やすには、赤身の肉を選んだほうがいいと覚えておこう。サンチュを巻いて食べれば、生

≫ 肉を食べるとやせる理由

・肉はたんぱく質を含む

▼

・たんぱく質は筋肉を作る

▼

・筋肉は基礎代謝を上げる

▼

・基礎代謝がアップして
脂肪が燃焼する

野菜の酵素も摂りこめるので消化にもいい。

締めはクッパで決まり。水分が摂れ、身体が温まるという理想の一品だ。

タンやカルビは食べたくてもほどほどに

ここからは反対に、ダイエットの敵となりそうな焼き肉メニューを挙げていこう。

そう言われて多くの人が真っ先に思い浮かぶのがカルビだろう。脂肪分が多いので、もちろん推奨できない。食べるとしても少量に抑え、タレではなく塩&レモン汁をつけるようにしよう。

最近、多く見かけるようになった豚肉の部位のなかでは、トントロがキケン。豚のアゴの下部にある肉だが、こちらの脂肪分も半端ではない。

一見、ヘルシーに思えて、実は侮れないのがタン。ほとんどが脂肪分なのだ。レモン汁で食べることが多いのはそのこってり感を解消するため。大量に食べるのはやめておこう。

締めのメニューにおけるジョーカーは、冷麺。肉や薬味で身体が温まったことにより、せっかく高まった代謝が、一気に下がってしまうことになるからだ。夏場の暑い盛りに、食べずにいられない状態になったら、せめてそば粉でできたものを選ぼう。

CASE 5

夕べはつい調子にのって食べ過ぎた! ああ、どうしよう…

ダイエット中に必ず訪れるドカ食いの危機。
つい一口と思って手をのばしたが最後、
食べても食べても止まらず、
気づけば周囲が引くような食べっぷり。
朝、目覚めたときの後悔っていったらない!

これでセーフ!

食べ過ぎが連続しないように、18時間のプチ断食を

食べてしまったものは仕方ない。後悔するより適切な対処を

体重をコントロールするのは短い期間ではなかなか難しい。ときには友達と羽目をはずして飲み食いしたり、彼女と豪華なディナーを楽しみたい日もあるだろう。そんなときは迷わず、飲んで食べて、満足するようにしよう。せっかくいい気分を味わっ

たのに、それをストレスに感じては、かえって太りやすくなるからだ。後悔の念がつのって挫折感を覚え、反動でヤケ食いに走るなんてことは、絶対にあってはならない。

もし食べ過ぎたときは、次のことを思い出してほしい。

●食べ過ぎた分が脂肪に変わるのは約二週間後。
●一食ぐらいドカ食いしても、一～二日の間に消費してしまえば大丈夫。

どういうことか説明しよう。

食べ過ぎた余剰分というのは、まず糖として肝臓に蓄えられる。その量はだいたい一食分程度。そこに入りきらなくなった分が脂肪細胞に運ばれ、体脂肪となる。暴飲暴食の翌日、体重が増えたように思うことがあるが、それはほとんどの場合、水分を摂り過ぎたことによる「むくみ」が原因なので間違えてはいけない。

肝臓に蓄えきれなくなった分が脂肪になるのなら、まだ肝臓にストックされている間に使いきってしまえばいい。そう、食べ過ぎてしまったら、翌日の食事を減らしたり、

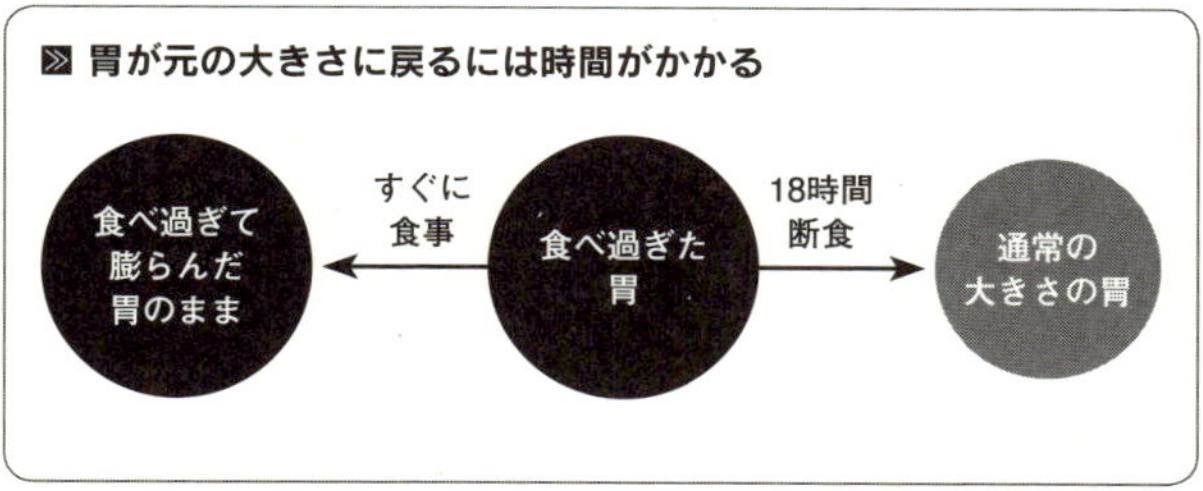

▶ 胃が元の大きさに戻るには時間がかかる

運動して燃焼させてしまえば太ることはないのだ。

できれば食べ過ぎてしまってから18時間は何も口にしないのが理想的。なぜなら、胃が元のサイズに戻るのにそれぐらいの時間がかかるからだ。胃というのは、食べれば食べるほど膨らんでいくもの。いつもより量を食べた次の日というのは、少なからず膨張している。そこで食べ続けてしまうと胃が膨らんだ状態が通常になり、自然と食べる量が増え、太っていってしまう。お腹が「グーグー」と悲鳴をあげても食べないようにしたいところ。

ちなみに、このときの「グーグー」という音は、空腹のために鳴っているものではない。前日の食べ過ぎによって膨らんでしまった胃が、元のサイズに戻るときにできる隙間から発生している音だ。勘違いしないようにしよう。

半年に一回、または年一回、断食を行うと体調がよくなる

食べ過ぎたときは18時間だが、半年または年に一回ぐらいは48時間程度の断食をするのも身体にとってはいい。

人間の身体は48時間、何も食べないと排泄モードに切り替わる。365日、酷使し続けてきた内臓を休ませることができ、消化器官や肝臓に溜まっていた毒素も体外に

排出される。身体をリセットする意味でも、かなりのメリットがある。
ただし、それには医師や専門家の指導や健康チェックが必要。きちんとした管理の下で行なわれる断食合宿などに参加するのが一番だろう。

週末のプチ断食を実践し、溜まった毒素を吐き出そう

個人でやるならば、週末を利用した、48時間の簡単な「プチ断食」がオススメ。いくつかのパターンがあるが、代表的なのは、次の3パターン。

パターン1「朝：フルーツジュース／昼：野菜ジュース／夜：和定食」。

朝は軽めにして夜をしっかり。

パターン2「朝：和定食／昼：和・洋・中いずれかの定食／夜：野菜ジュース」。

昼間しっかり食べて働きたい人向け。

パターン3「朝：りんごジュース／昼：りんごジュース、またはりんご／夜：昼と同」。

りんごのほか、三食とも野菜スープを食べるというパターンもある。
どのパターンを選ぶにしても、必ず体調のよいときを選んで行なうこと。女性の場合は、生理後のタイミングで行なうように。そして、実行した後は必ず回復期を作ること。おかゆや汁ものなど、水気の多いもので胃腸を徐々にならしていこう。

CASE 6

甘いもの大好き。ついつい今日もケーキが食べたくなってしまった

疲れが溜まってしまったときは、甘いものを食べて回復させるのが一番。真っ白な生クリームを口いっぱいにほおばったときのあの幸福感。思わず気持ちまでリラックスできる。

これでセーフ!

一緒に「抹茶ソイラテ」を飲んで、ビタミン・ミネラルを補給しよう

ケーキには、身体が求める栄養素がほとんど入っていない

ダイエットのわかりやすい挫折例として誰もが思い浮かべるのが、甘いものの誘惑に負けてケーキなどをほおばる姿ではないだろうか。

しかし、ダイエット中であってもケーキが食べたければ食べればいい。要は、それ

に対してしっかりとした対処法を持っているか否かが、太るかどうかの分かれ道になるのだ。

そのために、まずしっかりと認識しておかなくてはならないのが、ケーキにはほとんど代謝に必要な栄養素が入っていないということ。当たり前だが、その代わりに糖と脂肪だけは大量に含まれているので、身体はこれらを燃やすために体内の栄養素をたくさん使わなければならなくなる。このことから、栄養学者のなかには、ケーキのように栄養を含まない食べもののことを「栄養泥棒」と呼ぶ人さえいる。

栄養素が足りなくなるのならば、補ってやればいい。そこで、ケーキを食べるときには飲みものを工夫するようにしよう。

ビタミンやミネラルを補うのに適しているのは、野菜ジュース。市販の多くの野菜ジュースのなかには、むくみを誘発するナトリウム塩がかなり入っているので、なるべく無塩タイプのものを選ぶようにするといい。

飲みものに豆乳を加えることで燃焼効果がアップ

摂取カロリーを少しでも抑えられるようにと、ケーキのお供にブラックのコーヒーや紅茶を選んでいる人も少なくないと思う。だがしかし、コーヒーや紅茶には脂肪を燃焼させるための栄養素がほとんど含まれていないので、あまり賢い選択とは言えない。どうしてもコーヒー、紅茶を飲みたいなら、良質な油分を含んだ豆乳をプラスしよう。

濃いめのコーヒーに豆乳を加えた「ソイラテ」は、最近ではコーヒーショップでも販売されている。甘みが必要なときはハチミツか黒糖を使うといいだろう。紅茶プラス豆乳でできる「ソイティー」もオススメだ。ちょっと贅沢にロイヤルミルクティー風にするなら、紅茶の茶葉と豆乳を一緒に火にかけてから、茶こしでこして作るといい。コーヒーにも紅茶にも〝シナモン〟を加えると、燃焼効果がさらに上がる。

しかし、何と言ってももっともオススメしたいのが抹茶と合わせた「抹茶ソイラテ」。緑茶に含まれるカテキンが脂肪燃焼にいいと言われているからだ。さらに茶葉の繊維が糖の吸収を緩やかにし、余分な脂肪を排泄してくれるのに役立つ。抹茶をスプーン一杯すくって少量のお湯で溶かし、温めた豆乳を180cc程度加えればできあがり。これを飲むことで、ケーキが体脂肪になるのをある程度防げるというわけだ。

ケーキよりも豆大福やドライフルーツを食べる

昔の人には「おめざ」と言って朝、甘いものを食べる習慣があった。甘いものが脳をすばやく活性化させる効果を経験的に知っていたからだろう。

　このことからもわかるとおり、決して甘いもの＝悪ではない。ただ、甘いものが欲しいときは、ケーキや菓子パンよりも豆大福などを食べるよう心がけてもらいたい。小豆など豆類にはイソフラボンという身体にいい成分が入っているし、米を原料とする餅は日本人の胃腸に合っている。

　ドライフルーツを甘味として摂取するのもいいだろう。果物を天日などで干して作るドライフルーツは、甘味だけでなくミネラルなどの成分も凝縮された、やせたい人にピッタリのデザート。水分や酵素が生のフルーツに比べれば少なくなるのが難点だが、それでも少量で満足感が得られるというのはうれしいところ。

　注意してほしいのは、砂糖漬けのドライフルーツは避けたほうがいいということ。オレンジピールやパイナップルピールなどは、栄養のない砂糖を多く摂り過ぎてしまう。バナナチップやリンゴチップなど油で揚げたものや、シロップコーティングしてあるものも同様。なかには質の悪い油を使っているケースもあるので、買う前に原材料表示をしっかりチェックしよう。

CASE 7

和食よりも洋食派。特にイタリアンに目がない

子どものころから、ごちそうと言えば洋食。
特に、大人になってからは
美味しいイタリアンを食べるのが趣味に。
パスタもピザもサラダもカルパッチョも、みんな大好き。
太りそうなものが多いとわかっていても、
こればっかりは譲れない。

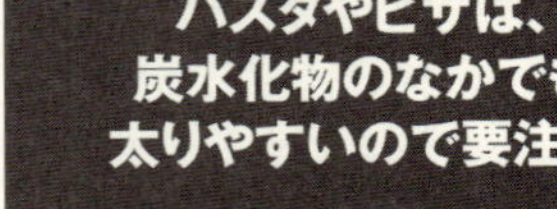

パスタやピザは、炭水化物のなかでも太りやすいので要注意

太りやすいパスタやピザよりもリゾットを選ぶ

全員がそうというわけではないが、イタリアを舞台にした映画やドラマを観ていると、登場する中年の男性や女性の多くがふくよかな体型であることに気づかされる。彼、彼女たちはみんな一様によく笑い、よく踊り、そしてよく食べている。「イタリ

アンは太りやすい」というイメージは案外、こんなところからも影響を受けているのかもしれない。

だがイメージだけではなく、事実としてイタリアンはかなり太りやすいことがわかっている。

メインとなるパスタやピザは、ご飯と異なり、生地自体が脂肪分や塩分を含んでいるため、炭水化物のなかでも特に太る危険性が高いのだ。どうしてもどちらかを選ばなければならないということであれば、水分が多いパスタのほうがベターと言える。満腹感を得やすい分、太りにくいからだ。

そういう意味では、普通のパスタよりもスープパスタのほうがダイエットには向いているといえる。水分が多いだけでなく、温かいというのも身体にとってありがたい。

パスタやピザ以外のもので選べるならば、主食はリゾットを選ぶのが得策。同じ炭水化物でもこちらは小麦ではなくお米を原料としている。しかも、水分や温かさに関してもバッチリ。毎回とは言わないまでも、イタリアンレストランに行ったときはなるべくリゾットを食べるようにしたいもの。

イモ類やカボチャから作られるニョッキも、パスタよりもビタミン・ミネラルがたくさん摂れるので、悪くないメニュー。ぜひとも、レパートリーに加えておきたい一品だ。

コースとして品目を選んで食べれば、栄養素も偏らない

主食のパスタやピザが重い分、イタリアンではそれ以外のメニューに普段以上の気遣いが求められる。各種サラダ類や、ミネストローネなどの汁もの、それに生の魚介類などにオリーブオイルをたくさんかけたカルパッチョなどを積極的に注文していこう。

単品で思い浮かべるとカロリー高めのイタリアンも、サラダからデザートまでのコース全体を通して考えると、脂肪を燃やすために必要な栄養素がまんべんなく摂れ、ダイエットに対してもそれほど不釣り合いなジャンルではないことがわかる。

なので間違っても、味の濃いピザをおかずにパスタを食べる、パスタのソースにパンを浸たして食べる、というような〝炭水化物の重ね食べ〟だけはしないように心がけよう。

同じイタリアンといえども、宅配ピザは肥満一直線!?

ダイエットの天敵のひとつ、宅配ピザはイタリアンと言っても扱いは別。ほぼピザ

だけで食事を完了してしまい、サラダやスープなどを含めたコースとして成立しないことがまず問題。しかも、ひとりで二～三人前をたいらげてしまうことも少なくなく、食べる時間帯も深夜であることが多いのでは？

さらに、チーズに含まれる乳脂肪は質の悪い油で、具材のソーセージやベーコンにもナトリウムと添加物がドッサリ……。

そんなデメリットばかりの宅配ピザを食べたいなら、本場のイタリア人たちがよくそうするように、せめて良質な油であるオリーブオイルを上からかけるようにしてほしい。自然な抽出方法のエクストラバージンオイルで悪い油を流すことで、身体を守るのだ。

ニンニクや唐辛子、酢などが入った発酵調味料であるタバスコをかけるのも、ひとつの方法。ニンニクが消化を助け、唐辛子のカプサイシンが代謝を高めてくれる。ただし、もともと油がたっぷりでカロリーの高い宅配ピザに、さらにオリーブオイルやタバスコをかけているのだから当然、翌日の調整が必要となってくることを覚えておこう。

どうせ食べるなら、マヨネーズやトッピングを大量に使ったものを、と思いたくなるが、そこはなんとかグッとこらえて、トマトや魚介類でシンプルにまとめたピザを選ぶぐらいの配慮はほしいものだ。

CASE 8

ファストフードの、あのジャンクな味から離れられない

街中のいたるところで
目に入れざるを得ないファストフードの
派手な看板たち。
子どものころから親しんだあの味を
思い出すたびに無性に食べたくなる。
でも、どうせダメだって言われるだろうな。

これでセーフ!

ストレスは身体に悪影響。セットにしなければ食べてもOK

ハンバーガーだけで満足できなければ野菜サラダを

食欲には「身体が欲する食欲」と「心が欲する食欲」のふたつがある。たとえば、二日酔いの日にカレーやカレーうどんなどを食べたくなるのは「身体が欲する食欲」。ターメリックに含まれるクルクミンが二日酔いをやわらげてくれるからだ。

そして、今までよく食べていたファストフードの看板を見つけるだけで、何となくお腹が空いたような気がするというのは、実は「目が欲しがっている」だけ。つまり「心の食欲」。脳はそうした刺激にも素直に反応してしまうのだ。が、たとえ脳が反応しただけでも、食べたくなってしまったものは仕方ない。あまりガマンをし過ぎるとストレスになってしまうので、心身のためにもよくない。

もし入りたくなったのがハンバーガーショップなのであれば、シンプルにハンバーガーだけを単品で注文するようにしよう。現在、ほとんどのファストフード店はお得なセットメニューを用意しているが、それだとかなりの確率で、フライドポテトやナゲット、フライドチキンなど、酸化した「悪い油」が使われている揚げものがついてきてしまう。

しかも、ポテトにしてもチキンにしても、すべて加工された冷凍食品だ。イモや鶏肉が本来持っているはずの栄養素は、あまり期待できない。

ハンバーガーだけでは食べた気がしないというのであれば、野菜サラダか野菜ジュースをつけるのがいい。フライドポテトやナゲットをつけたうえに、カロリーの高い炭酸飲料やシェイクまで頼んでいたのでは、ほかの食事で帳尻を合わせるのは難しい。ファストフードは食べてもいいが、あくまでストレスを溜めないようにするための「たまのご褒美」だということを忘れずにいてほしい。

CASE 9

食事は腹八分目にできても、その分、間食をしてしまう…

胃袋を小さくしようと
食事制限しているのだけれど、
一、二時間もしたらすぐに空腹が訪れ、
集中力がなくなる。
結局、毎回スナック菓子に手を出し、
一日のカロリー摂取量は軽く規定オーバー。

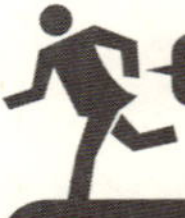

これでセーフ！

そもそも腹八分目を自覚することは難しいので逆効果が生まれる

食べたければ食べてよし。間食も悪いわけではない

本当はもっと食べたいのに、ムリにガマンして「腹八分目」をかたくなに維持する。これを実践できる人には敬服してしまう。誰が最初に「腹八分目が身体にいい」と言い出したのかはわからないが、胃に目盛りがついているわけではない以上、自分で二

割減った状態を判断するのはかなり難しい。

食べたければ食べて、幸福感を満喫する。それも大事な食事の摂り方のひとつ。そこでもし食べ過ぎたと思ったら、翌日調整すればいいだけのこと。食べ過ぎたくないあまり、食事の量を少なくし、その分、余分な間食に手がのびるというパターンになるよりはましだ。しかし、それでは減らしたことにならないし、必要な栄養も不足する。

ちなみに、間食そのものが必ずしも悪いというわけでもない。

チョコレートにはカカオポリフェノールが含まれているので動脈硬化の予防やアレルギーの緩和に役立つし、抗ストレスにも効果があると言われている。あんこの原料となる小豆には、ビタミンE、ビタミンB群、鉄、カリウム、亜鉛などの豊富なミネラルに加え、食物繊維まで入っている。ゴマには肝臓をサポートし、肥満の防止に役立つセサミンという成分が含まれているし、アーモンドからはナッツの良質な油やビタミンEなどが得られる。これらを組み合わせたお菓子などを間食に食べることは決して間違ったことではない。たとえば、アーモンド入りチョコレート、大福、おはぎ、ゴマせんべいなどだ。

反対にポテトチップスのようなスナック菓子や、クッキー、カップケーキなどの甘い焼き菓子は、その製造工程のなかで「悪い油」が使われていることが非常に多いので、避けたほうがいい。

CASE **10**

油っこいのがわかっているのに、中華料理がやめられない

どんなメニューにも、大量の油が
使われているイメージのある中華料理。
味つけも濃いものばかりだから、
やっぱり身体によくないんだろうなあ。
いっそのこと「中華断ち」をしてみようか。

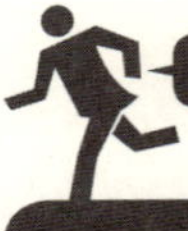

これでセーフ!

中華料理は身体を温めるのでオススメ。外食も使い方次第！

小龍包や餃子、春巻よりも、炒めものの定食系がオススメ

ニンニク、ショウガ、ネギなど、身体を温めるものがたくさん使われている中華料理は、積極的に食べてOK。自然な油であるゴマ油が使われているものなら、さらにプラスポイントだ。

外食は普段の食事で摂りにくい栄養素を補うチャンスでもあるので、あまり警戒し過ぎず、足を運ぶようにするといいだろう。

メインにしたいのは、肉・野菜をバランスよく食べられる炒めもの。油や味つけが気になるときは、お酢をかけると中和されて身体にいいうえに食べやすくなる。牛肉とキャベツを大量に使った回鍋肉、ミネラルたっぷりでやせ効果の高いレバーを使ったレバニラ炒めなどが狙い目だ。その際、定食メニューがあればそちらを選ぶようにしよう。発酵食品であるザーサイや、身体を温めるスープが加わるので、一汁三菜の和定食と同じ組み合わせになる。

避けたいのは、小龍包、焼餃子、水餃子、肉まん、ワンタンなどの小麦粉を使った点心系のもの。小麦粉の皮を油で揚げた春巻などは、さらに要注意。脂肪として溜まりやすいので、食べるとしても少量にとどめておこう。

ラーメンにチャーハン、あんかけ焼きそばにご飯、というような炭水化物に炭水化物を合わせる食べ方も禁物だ。栄養の偏りは誰の目にも明らかで、そのままでは消化や代謝に必要な栄養素が、まったく得られないことになってしまう。

中華のデザートと言えば杏仁豆腐だが、これは種子の一種である杏仁を使っているダイエット向きの甘味。刺激の強い中華料理の後味を緩和させるために、最後に食べるのもいいだろう。

CASE 11

肉を食べるときはなるべくヘルシーな鶏肉を選ぶようにしているが…

牛や豚よりも脂身が少なく、
カロリーも低い鶏肉なら
いくら食べても大丈夫だと思う。
毎日お昼は鶏肉料理にしているんだけど、
一向に変化が現われないのはなぜだろう？
やっぱりまだカロリーが多過ぎるのかな？

これでセーフ!

鶏肉よりも、牛や豚、羊の赤身のほうがダイエットには効果的

「Lーカルニチン」を含んでいる赤身の肉をどんどん食べるべし

鶏肉がダイエットに向いているという話をよく聞く。確かに皮を除けば、ほかの肉よりも脂身が少ないし、ササミなどは見た目にも白くてヘルシーな気がする。

しかし、実はこれが大間違い。鶏肉には脂肪を燃やす成分がほとんど入っておらず、地鶏でないかぎり運動不足でメタボな脂の多い鶏がほとんど。カロリーが低くてもダイエット効果はそれほど期待できないのだ。

やせたいのならば、鶏肉ではなく、牛、豚、羊など赤身の肉を食べるべき。赤身の肉には、脂肪の代謝を上げるために効果を発揮する「Lーカルニチン」という成分が豊富に含まれている。これが、やせやすい身体の土台を作るのに役立ってくれる。

牛、豚、羊のなかで、特にこの「Lーカルニチン」を多く含むのが羊。野菜も一緒に摂れるジンギスカンなどで食べるといい。

第二位は牛。赤身の多いヒレ、スネ、モモなどの部位がオススメ。第三位の豚はモモやヒレに赤身が多いので、定食ならショウガ焼き、トンカツならヒレカツを注文するのがいいだろう。

鶏肉を食べるなら、なるべく脂身の少ない地鶏を選び、週一回程度にしておくのが理想。部位は淡白なササミよりも、ジューシーなモモのほうを選択。揚げものではなく、蒸す・焼く・煮るなどした料理で食べてほしい。

羊、牛、豚には劣るが、「Lーカルニチン」は鶏肉にも少量は含まれる。肉以外にはほとんどないので、赤身の肉をたくさん食べて、意識的に「Lーカルニチン」を補っておこう。

≫「L-カルニチン」を含んだ肉ランキング

第一位	羊	208.9 mg／100g
第二位	牛肉（ヒレ）	59.8 mg／100g
第三位	豚肉	35mg ／100g

（ニュージーランド食肉研究所調べ）

CASE 12

近ごろなかなか眠れない。今日もまた寝酒を飲んでしまった

仕事が忙しくなると、疲れているのに夜どうしても眠れなくなってしまう。仕方がないのでお酒の力を借りて眠るのだが、だんだんビールの本数が増えてきて二日酔いがヒドイ状態に……。何とかうまく眠りにつく方法はないものか。

これでセーフ!

寝る前は焼酎の梅割りか赤ワイン、もしくはショウガ紅茶を

メラトニンを上手に使って安らぎの眠りを手に入れる

寝酒として、身体を冷やすようなお酒を選ぶのはあまりよくない。ビールや水割り、ロックなどがこれに当たる。

飲むなら、身体を温めやすい焼酎のお湯割りか赤ワインにしておこう。

焼酎のお湯割りは、内側から身体を温めることができ、梅干を加えれば毒素の排出や疲労回復の効果も期待できる。また、赤ワインに含まれるポリフェノールは、強力な抗酸化作用を持ち、過酸化脂質を分解しやすくしてくれる作用もある。常温で飲めるというのもいいところだ。

とはいえ、寝酒は飲めば飲むほど身体が慣れていってしまい、アルコールに依存しやすい体質になってしまうというデメリットがある。できればお酒ではなく、食品で眠りを誘導してあげるのがいいだろう。

そこで重要になってくるのが、「メラトニン」という成分。これは脳の松果体から分泌されるホルモンで、スムーズな眠りを誘発してくれるもの。食品のなかでこのメラトニンをもっとも多く含むのが、青汁の原料として知られるケール。そのほか、ショウガやバナナ、キャベツのなかにも豊富だ。このメラトニンは、睡眠だけでなく、憂鬱な気分をやわらげ、免疫力を高めるという効能もある。栄養補給のためにも青汁はオススメだが、身体を冷やすのでこれは日中に飲むのが理想的。眠れないときはアルコールではなく、ショウガ紅茶などを飲むようにしてみてほしい。

また、ポリフェノールは、緑茶やココアなどのノンアルコールの飲みものでも摂取できる。フルーツならイチゴやブルーベリー、野菜ならタマネギ、ニラ、ニンジンなどでも摂れるので覚えておこう。

Column 1

より効果的にやせるにはニートを増やしてみるみる減量

知識編

ニートとは最近話題の、軽い運動のこと。上手に食べつつニートを組み合わせれば、効果的なメタボ対策になると言われている。そこでニートのメカニズムをご紹介！

ニート（NEAT）って何？

ニートというと、すぐに思い浮かぶのは働かない若者を意味する「NEET」。しかし、ここで紹介する「NEAT」は「Non-Exercise Activity Thermogenesis」の略で、直訳すれば「非運動性活動熱発生」のこと。簡単にいえば、特別な運動をしなくてもちょっとした活動で身体が使ってくれるエネルギーのことを指す。

今までダイエットというと、長時間歩いたりジョギングするなど、しっかりした運動が必須とされてきた。食事制限をしながら同時にそれなりの運動を続けないとやせられないというのが定説だったため、1990年代後半、アメリカのメイヨークリニックの研究グループがニートについての研究発表を行なったときには衝撃が走った。

私たちは毎日、当然身体を動かしている。そうしたちょっとした「身体活動」で使われるエネルギー熱量「ニート」が高い人は、低い人に比べてやせやすいことがわかったのだ。

具体的には、エレベーターを使わないで階段を使う、電車では立つ、家事をこまめに行なうなど。

こうした何気ない行動の積み重ねが実はバカにならない。一日分を足せば、個人差はあるが一日に私たちが使うエネルギー量の何と60%にもなるのだ。

ニートが高い人は、呼吸をしたり臓器を動かしたりする基礎代謝量も高いことがわかっている。基礎代謝量とニートを合わせれば、一日に使うエネルギー量の70%にも！ ニートを増やす生活を心がければ、燃費のよい身体をゲットできるのだ。

≫ 図1 身体が消費するエネルギー

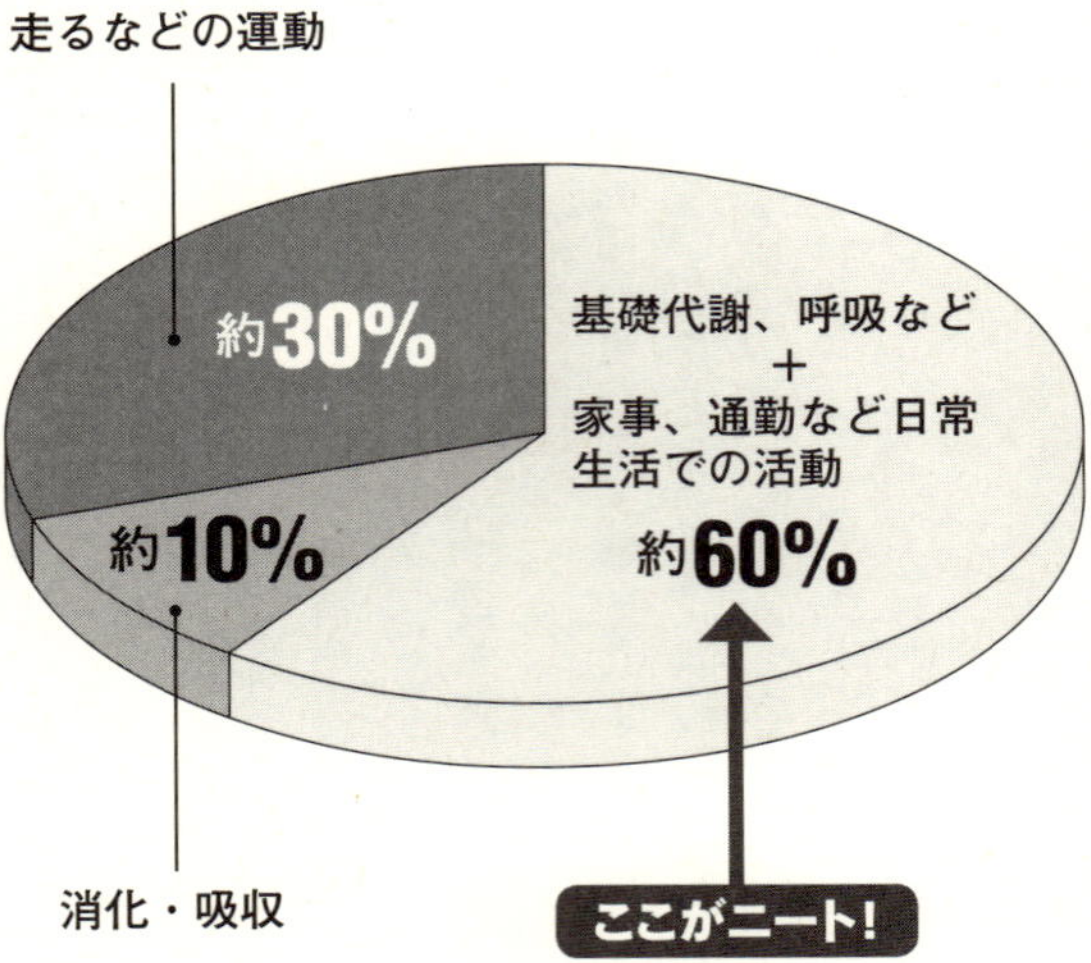

≫ 図2 総エネルギー消費量の構成 および非肥満者と肥満者におけるその違い

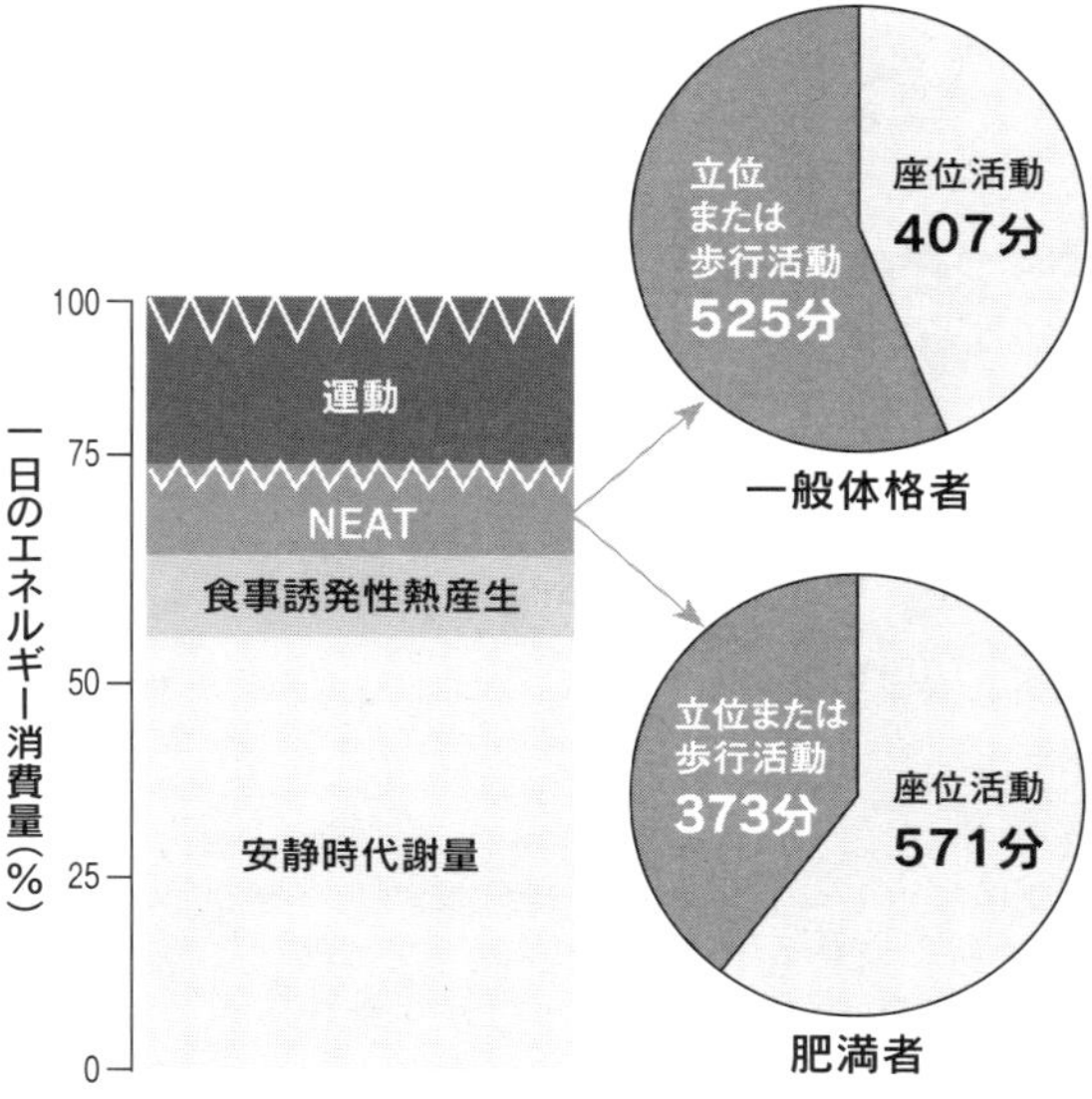

出典：Ravussin E. A NEAT Way to Control Weight- Science, 530-531, 307, 2005

これで解決!

PART 2

“やせ体質”は食事から

「ダイエット＝食事制限」は間違い。一時はやせたとしても、身体を作る栄養を断っていただけなので、リバウンドしてしまうばかりか、栄養不足に陥ってしまう。無理なく、健康的にダイエットをするためには、やせやすい身体を作ることが必要。そのための食べ方を覚えよう。

こんなあなたに!

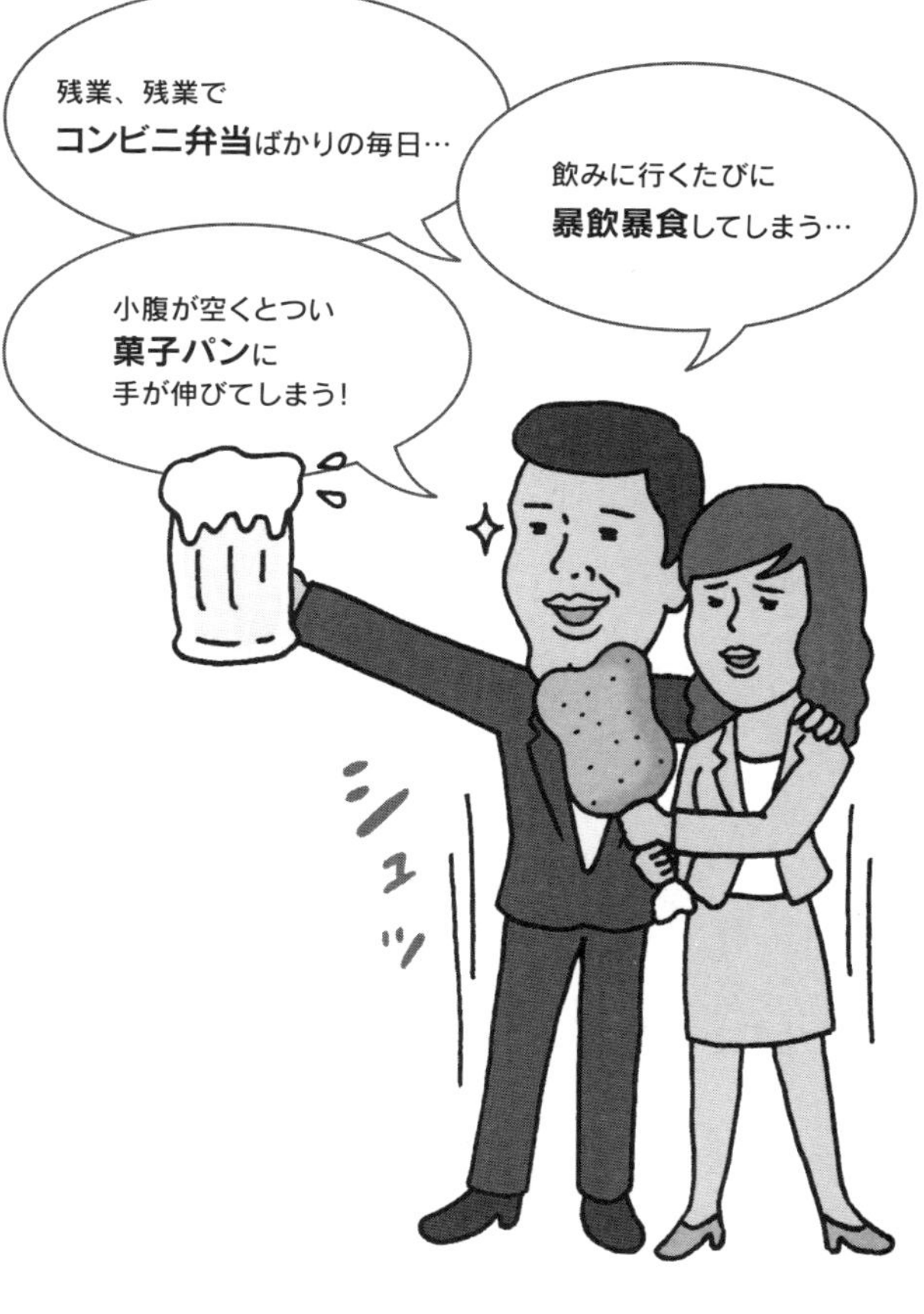
残業、残業で
コンビニ弁当ばかりの毎日…
飲みに行くたびに
暴飲暴食してしまう…
小腹が空くとつい
菓子パンに
手が伸びてしまう!
シュッ

CASE 1

ダイエット中にはやっぱり肉や魚は減らすべき?

にっくきポッコリお腹をへこませるには、やっぱり肉断ちや魚断ちが一番のはず。肉なら鶏肉、刺し身も少量にして、野菜中心を心がけているんだけど、最近どうも腹が減って……。ダイエットってホントつらいわ……。

これで解決!

いいえ、ステーキ、焼き魚など豪快な一品を食べよう!

ダイエット中でもしっかり肉を食べながらスリムになろう!

ダイエットをスタートすると、敬遠しがちなのが肉。食べるのを控えたり、肉のなかでもローカロリーで脂肪分が少ない鶏のササミばかり食べたり。確かに肉には脂身があるので、質の悪い油を控えるという側面から考えれば、間違っているわけではない。ただし、肉を断つのは、ダイエットのためには決してオススメできない。

少しでもヘルシーにと、大好きな牛肉や豚肉をやめて、鶏肉ばかりを食べていたら、間違いなくストレスがたまる。一時的にはやせたとしても、一生続けられるわけではないので、結局はリバウンドする可能性大。それよりも、いろいろな食品から必要な栄養を補給するほうが身体は燃えやすくなるし、ダイエットも長続きする。

肉類には、人間の身体に不可欠な五大栄養素のひとつであるたんぱく質が豊富に含まれている。たんぱく質は筋肉や皮膚、骨を作る素《もと》となる大切な成分。不足すれば皮膚がガサガサになってしまったり、筋肉量や骨密度が低下する事態すら招きかねない。

なかでもやせる身体に大切なのが筋肉。筋肉には、体内にある余分な脂肪やグリコーゲンを燃やして熱に変える機能が備わっている。筋肉量が多い人ほど、体内の余分な脂肪を燃やす力が高い、基礎代謝量の高い人と言えるのだ。ダイエット中でも肉は必要な量をきちんと摂ることがオススメだ。

前章のCASE11（54ページ）でも解説したが、肉のなかでも特にオススメなのが、「L－カルニチン」という成分を多く含む、羊、牛、豚肉など。「L－カルニチン」は、体内にある余分な脂肪を燃やす働きが期待でき、サプリメントにもなっている。ダイエット中には積極的に摂りたい成分と言える。質の悪い脂分を控えるためにも、肉はできるだけ赤身を選んでほしい。

やわらかい肉よりも原型を留めている固形物を摂るべし！

肉料理のなかでオススメなのは、牛や豚のステーキや、豚肉のショウガ焼き、ゴロゴロと肉が入っているシチューなど。このように肉の「原型」を留めている、赤身の肉を食べるのが一番だ。

ハンバーグやメンチカツなどのやわらかい肉加工品は、赤身の肉で作られていても、口に入れてから消化するまでに使うカロリーが少なく、脂肪燃焼効果はあまり期待できない。一方、ステーキなどの塊《かたまり》肉は、たくさん噛まないと飲みこめないうえに、胃で消化するときにも、腸で吸収されるときにも内臓をフルに動かし、使われるカロリーも多くなる。

さらに塊肉はよく噛まないといけないので、食べるのに時間がかかる。よく噛むと消化酵素を含む唾液がたくさん出て、ダイエットに重要な栄養素を体

たくさん噛まなければならない
満腹中枢を刺激し、食べ過ぎを防ぐ
消化酵素を含む唾液が増える
胃腸で消化吸収される際、内臓がフル稼働
使われるカロリーが増える
▶ 原型を留めている赤身肉がいい理由

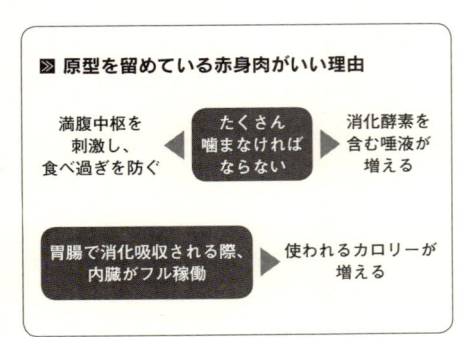

内に吸収しやすくしてくれる。そのうえ、噛み続けることで脳の満腹中枢に刺激が伝わり、「いっぱい食べている」と指令が届き、食べ過ぎを防いでくれるのだ。

青魚の刺し身や焼き魚などまるごと食べられるものを

魚も同様にツナ缶やフレークなどの加工品よりも、刺し身や焼き魚などの原型を留めているものを積極的に食べたい。特にオススメなのは、DHA（ドコサヘキサエン酸）やEPA（エイコサペンタエン酸）といった、良質の油を含む青魚。DHAには、体内の善玉コレステロールを増やすと同時に悪玉コレステロールを減らす働きがあり、さらに中性脂肪を燃焼する働きまであるとされる。EPAは血管のつまりを解消する「血液サラサラ効果」があり、心筋梗塞などを防ぐとされる。神経伝達に関わるシナプスの原料になるなど、どちらも脳の発育と活動維持に欠かせないと言われ、働きざかりで脳をフル稼働させている男性には必須栄養素でもある。

青魚とは、あじ、ぶり、さんま、いわし、さばなど。肉と同様、消化吸収にエネルギーを使い、食べて満足感が高いのは、原型を留めている刺し身や焼き魚など。たんぱく質を補給するには焼き魚でも煮魚でもいいが、DHA・EPAを摂るのには生の刺し身や寿司が理想的。良質の油は加熱によって酸化してしまうためだ。

CASE 2

居酒屋定番の焼き鳥に刺し身、カツ、ステーキと、ついつい暴飲暴食…

居酒屋で食べるときくらいは豪快にいきたい。
焼き鳥に刺し身、サイコロステーキ、
トンカツ、焼き貝など、
居酒屋には大好物がギッシリ。
あれもこれも食べていたら、
次の日にどうも体調がいまひとつ……。

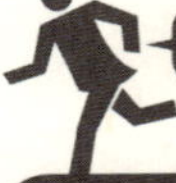

これで解決!

居酒屋に行ったときは肉と魚、どちらかに絞るようにしましょう

たんぱく質の乱れ食いが胃腸の働きを阻害する

日ごろから、付き合いや友達との食事で居酒屋に行くことも多いのではないだろうか。居酒屋には酒の肴になる、おいしいつまみが目白押し。なかでも年末年始は、冬の味覚も満載で、お誘いの機会も増えるもの。こんなときにも、ちょっとした工夫で、

「メタボ加速」を防ぐことができる。

たとえば、肉や魚の料理を食べるときには、好きなものを食べてもよいが、種類は少し考えて賢く選ぶようにしてほしい。鶏の唐揚げや刺し身、天ぷら、ほっけ焼きなど、食べ応えのあるメニューはたくさんあるけれど、食べるなら、肉系か魚系、どちらか一方に絞るのが鉄則だ。

肉も魚介もどちらもたんぱく質だが、含まれているアミノ酸の種類や組成が違ってくる。質の違うたんぱく質を同時に食べてしまうと、胃腸で消化される過程で混乱が生じ、消化不良などを起こしやすく、よろしくない。

消化不良を起こすと何が問題なのか。それは、身体に必要な栄養素をきちんと摂ることができなくなるのだ。本来腸で吸収すべき栄養がきちんと吸収されずに体外に排出されてしまうと、身体には「不足した栄養素を摂りたい」という欲求が生まれる。これが、間違った情報として脳に伝達されると、「食べなくちゃ」という気分になって、食べ過ぎてしまう結果を招くことすらあるのだ。

やせやすい身体作りには胃腸の調子を整えることが必須

ここで胃腸の働きを一度おさらいしよう。私たちが食べたものは、まず胃で消化され、続いて小腸や大腸で吸収される。

さらに解説すると、胃から送られてきた食べものを消化し、体内に必要な栄養素を吸収するのが小腸の役目。大腸では小腸から送られてきた食べものから水分を吸収して便を作ると同時に、腸内環境を整える腸内細菌を管理したり、小腸までで吸収できなかった栄養素を分解吸収する役目も担っている。

こうした胃腸の働きが悪くなると、体内に必要な栄養が不足し、代謝が下がるだけでなく、冷えやコリなどの原因にさえなってしまう。体内に摂りこめる栄養素が減ると、毛細血管にまで栄養素が行き渡らなくなって、手足の先が冷え、筋肉の働きも悪くなる。そうすると、基礎代謝量も減ってしまうのだ。女性の定番の悩みである冷え性が、今や男性にも起こりやすくなっている。

たかが冷え性と侮るなかれ。毛細血管から温かい血液が流れなくなると、手足がいつも冷たくて、肩コリや腰痛、頭痛の原因になったり、寒さで身体が縮んで硬くなり、怪我をしやすくなったりする。寒さから頭

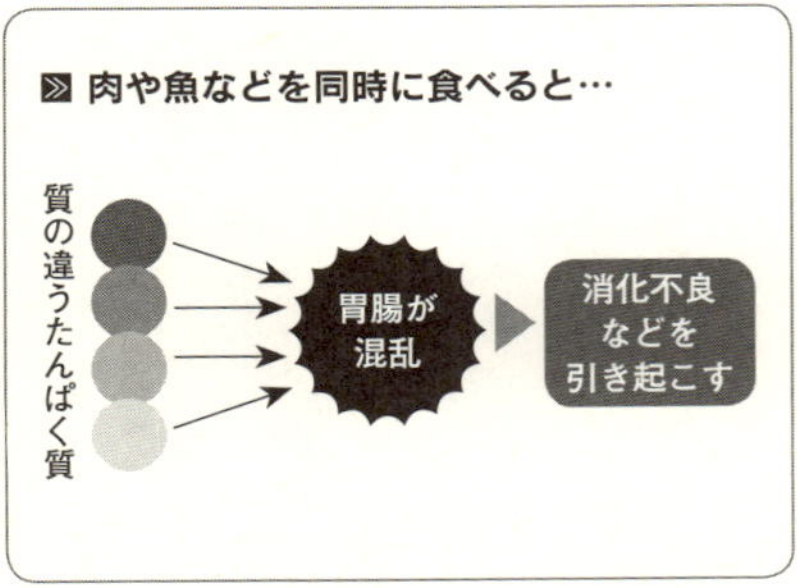
肉や魚などを同時に食べると…
質の違うたんぱく質
胃腸が混乱
消化不良などを引き起こす

がボーッとしたり、寝不足にもつながる。

身体が冷えることで基礎代謝が低くなると、体脂肪の増加につながるだけでなく、栄養状態が悪くなり、さらに身体が冷え、基礎代謝量もさらに低下する、という悪循環に陥ってしまう。その状態がひどくなると、身体の抵抗力まで落ちてしまい、バリア機能や免疫力すら低下して、風邪を引きやすくなったり、肌が荒れたり、身体のさまざまな場所に不調をきたすことすらあるのだ。

肉系なら肉系、魚介なら魚介。同系列のたんぱく質を

実際に居酒屋ではどのように食べるのがいいのか？　たとえば刺し身がオススメの居酒屋なら、メインの刺し身に加え、焼き魚、えび、かに料理など、魚介系の料理をメインに注文する。ほっけ焼きや、いわしの丸干し、いか焼きなどの原型を留めている料理は、カロリーも控えめで食べ応えもある。一方、焼き鳥がメインの居酒屋なら、焼き鳥や豚串、牛串など、肉中心のオーダーにしよう。できればトンカツや串カツなどの揚げものは避けるように心がけたい。さらに、サラダや漬けものなどの生野菜の料理、肉じゃがや筑前煮などの煮もの、おひたしなど、温野菜料理を一緒に注文してビタミンや食物繊維も補強したい。冬には鍋ものもオススメだ。

CASE 3

残業で毎日弁当ばかり。栄養ドリンクで栄養補給しているけれど…

働き盛りという名のとおり、連日残業続き。
深夜まで会社にいる日が続くと、
さすがに身体もボロボロに。
せめて身体のためにと栄養ドリンクや
栄養剤を飲んでいるけれど、
さすがにそれだけでは疲れがとれない……。

これで解決!

残業時は栄養ドリンクより、「卵かけご飯」で栄養を摂取しましょう

激務の片手に栄養ドリンク。それが太る一因にも!

連日残業続きで疲れも溜まるし、食事もロクにとれない。そんなときによく利用されているのが、栄養ドリンクやスタミナドリンクなど。
栄養ドリンクにはいろいろな栄養成分が入っていて、「肉体疲労時の栄養補給に」

なんていう効きそうな宣伝文句もあって、疲れたときに一気飲みすると、確かに身体の疲れが吹き飛んで、元気が復活する気がする。

が、たまに飲むのならまだしも、常飲するのはちょっと待った！　栄養ドリンクは加工品で、含まれる成分には添加物や合成物などがいっぱい。添加物は自然界にあるものではないので、体内には添加物を分解する力が備わっていないのだ。こうした成分はアルコールやニコチンなどと同じく、毒素を分解するために肝臓に負担をかける。肝臓を酷使することで、いっそう疲れを感じるという悪循環になりかねない。

栄養ドリンクの多くに含まれている「果糖ブドウ糖液糖」は、非常に吸収の早い糖で、急激に血糖値を上げてしまう。こうした糖分が内臓に負担をかけるという点からも、あまりオススメできない。

残業には「完全食品」の卵でスタミナアップ

残業時に栄養補給をするなら、オススメは「卵かけご飯」。コンビニやスーパーに行けばご飯も生卵も簡単に入手可能。

疲労時の栄養補給も、基本は可能な限り、自然な食品から摂ること。生の食品には、酵素が自然な状態で入っていて、体内にそのまま摂りこむことができるのだ。腐敗や雑菌など衛生面には配慮したいが、「卵かけご飯」は日本人が昔から親しんでいる栄養補給メニュー。

卵は今でこそ安い食材だが、かつては病気のときに食べる栄養食品の決定版として、高価な食材とされていた。人間の身体を作るたんぱく質の原料はアミノ酸だが、なかでも必須アミノ酸と呼ばれる数種類のアミノ酸は、人間の体内で作ることができないため、必ず食べものから摂らなくてはいけない貴重な栄養素。卵にはこの必須アミノ酸がパーフェクトに含まれているのだ。さらに卵黄には、ビタミンAや、リン脂質のレシチン、鉄、カルシウム、亜鉛など、ミネラル類がバランスよく含まれていることから、昔から「完全食品」として珍重されてきた。

「卵かけご飯」なら、忙しいときにもすぐに用意ができ、消化、吸収のよい卵はすぐに体内に吸収され、スタミナアップに一役買ってくれるのだ。ご飯を組み合わせることで、炭水化物も摂取でき、疲れたときのエネルギー源として役立つだけでなく、疲労した脳の栄養補給にもつながる。実は脳はとても偏食で、炭水化物が分解された状態であるブドウ糖のみをエネルギーとする臓器なのだ。さらに卵黄に含まれるレシチンは、性機能や脳・神経細

卵に含まれる栄養素

- 必須アミノ酸
- レシチン
- カルシウム
- ビタミンA
- 鉄
- 亜鉛

など

胞の活性化にも重要。常に生殖器官と脳でレシチンを奪い合っていると言われている。仕事もプライベートも充実させるために、積極的に摂ってほしい成分だ。そんなわけで、残業時の脳には、卵かけご飯はもっとも効果的な補給食と言えるのだ。

サプリメントを摂るなら内容を吟味して

栄養補給に、サプリメントを常用する人も増加しているが、利用する場合には注意が必要だ。サプリメントも実は自然な食品ではない加工品で、添加物や質の悪い成分が含まれていたり、安価なものだと有効成分がごくわずかしか含まれていないものもある。残業時間に利用するのであれば、裏面表示の内容をよく吟味して、有効成分が全量中に何%含まれているかを確認して、できるだけ含有率の高いものを選びたい。これが少なければ結局、添加物ばかりを摂取してしまい、解毒や排泄にかかわる肝臓や腎臓などに負担がかかる恐れがあるからだ。

栄養ドリンクの場合は逆に、過度の栄養成分が含まれていることが心配でもある。一日に必要な栄養素の何十倍ものビタミンやミネラル類が含まれているものも多く、場合によっては過剰摂取による不調をともなう可能性もある。

やはり残業時には、卵かけご飯などなるべく自然な食品を！

CASE 4

近所のコンビニにばかり行っているけれど…

ちょっと何か食べたいときに、
わざわざ遠くまで行くのは面倒くさい。
いつも行くのは、
おなじみの近所の某コンビニ。
でも、最近、同じ弁当ばかり買っていて、
さすがにちょっと飽きてきた……。

これで解決！

毎日違うコンビニに行くだけでも、ダイエットになります

適当に食事をする「何となく」習慣をやめる

「あなたは毎日どんなものを食べていますか？」と質問すると、あまりよく覚えていない、という人が多かったりする。毎日何となく食事を摂り、毎日が同じもの。そのくせその食べものが好きなのかをたずねてみると、「いえ別に」という答えが返ってきたりする場合も多くある。

　脳の働きが違うのかどうなのか、もちろん個人差はあるが、女性に比べると男性のほうが、食に対してアバウトな人が多いように見受けられる。そのため、毎日の食事は適当に食べていて、気がつくとほぼ同じものを一週間食べ続けていた、なんてことも珍しい話ではないようだ。

　もともと食欲は、睡眠欲、性欲とともに、人間の三大欲求のひとつと言われている。生きていくうえで食べることはとても重要。毎日の食べものがその人の身体を作り出しているし、極端な栄養の偏りは、身体だけでなく、脳や心にも影響を及ぼすとさえ言われている。

　毎日仕事をしていくうえでも、食事の内容は大切。偏った食事を続けることは、身体に不調をきたしたり、いつも疲れている状態を生んだり、常に頭がボーッとして肝心な会議でも思うようにアイディアが生まれない、など仕事の効率にも悪い影響を与えかねない。

コンビニを利用するなら数店を組み合わせること！

　食事に対するこだわりの少ない、「何となく食べている」派のなかには、コンビニ利用者が多いのも特徴だ。会社で残業中はいつも会社近くのコンビニで弁当を買い、夜、家にいるときはやっぱりいちばん近場のコンビニで弁当を買って食事をする。

こんなことを続けていると、毎日本当に決まったものしか食べない日が続いてしまう。対策としては、コンビニ弁当を買うにしても、毎回違う弁当を買ってみる。さらに言えば、利用するコンビニを毎日変えてみることをオススメしたい。

弁当を買うコンビニが違うところならば、同じ名前の弁当でも入っている食材が違うし、料理の内容も異なってくるだろう。また、コンビニごとに用意している弁当や惣菜のラインナップが違うため、選べる弁当の種類もグンと増え、選択肢に幅が出ること間違いナシだ。

それだけでなく、違うコンビニに行くことで、歩く距離も違ってくるため、運動不足の解消にも、多少役立つだろう。小さなことでも、毎日積み重なれば、消費するカロリーに大きな差が出るのだ。

コンビニでは幕の内弁当やそば、野菜などを選ぶべし

ただ漫然と買うのではなく、少しでも身体にいいものを選ぶ心がけも大切だ。

カップラーメンなど、添加物が多く高カロリーな商品を毎日のように食べると、身

体に必要なビタミンやミネラルが足りなくなる。また、カロリーが高い割には腹もちが悪く、おにぎりやサンドイッチなど、ついほかのものを一緒に食べてしまったりしがちだ。

コンビニでは、弁当のなかでもおかずの種類が多い幕の内弁当などを選びたい。さらに幕の内弁当のなかでも、焼き鮭や野菜の煮ものが入ったものなど、野菜が多く、揚げものの比重が少ない弁当がベストだ。深夜にチョイスするなら、低カロリーでルチンなどの栄養素を含むそばや、炭水化物でも水分が多めな鍋焼きうどんなどを選ぶのもいいだろう。

また、惣菜類から、野菜の煮ものや生野菜のサラダなど、野菜を摂ることができる一品を組み合わせてみたり、野菜ジュースなどを加えるのもオススメだ。

買い物をするときには、できれば裏面や側面に書かれている原材料表示を見ることを習慣にしてほしい。ここには使われている食材や食品添加物が、入っている分量の多い順に書かれている。

たとえば、同じカップラーメンでも添加物の種類が少ないものを選んだほうが、身体への負担が減ることをお忘れなく。

CASE 5

寿司屋なんて高嶺の花。寿司よりやっぱり焼き肉だ！

やっぱり好きなのは魚より肉。魚のなかでも刺し身や寿司だったら好きだけれど、寿司屋になんてあまり行けない。せいぜい回転寿司にたま～に出かける程度。べつに寿司なんて食べなくても困らないしね。

これで解決！

週に一度は寿司屋に行くべし！　デトックス効果絶大です

生魚にはビタミンやミネラルなどが豊富

日本人の国民食のひとつである寿司は、実は身体にさまざまな効果をもたらしてくれる健康食の優等生。魚を生食する習慣は世界でもかなり稀だが、この習慣を持つ私たち日本人は、なかなかラッキーだと言えるのだ。

魚を生で食べることの利点は多い。まず、加熱調理で失われるビタミンやミネラルをそのまま摂取することができる。加熱調理をするとビタミンB群やCなどの水溶性ビタミン、カリウムなどのミネラルは何割か失われてしまう。また、たんぱく質も熱によって変質し、消化しにくくなることもある。栄養素を熱によって変質させることなく摂れるのが寿司のよさというわけだ。

ちなみに寿司はご飯の量が多いのが気になるが、ご飯も酢を加えることによって、糖の吸収が緩やかになるため、太りにくくなっている。これも、寿司をすすめたい理由のひとつだ。

生魚には身体の脂質を排出してくれる働きが

さらに寿司をすすめたい理由は、生の魚介類に含まれる成分が、体内に溜まっている余分な脂肪を分解し、体外に排出してくれる点にある。

魚介のなかでも特に青魚に豊富に含まれるとされる、DHA（ドコサヘキサエン酸）やEPA（エイコサペンタエン酸）などのオメガ3系の良質な脂質が、体脂肪退治を助ける成分。

DHAは、脳に入りやすい構造で、悪玉コレステロールを減らし、善玉コレステロールを増やす働きがあるだけでなく、貝類やえび、かになどの甲殻類に含まれるタウリンと同様、中性脂肪を燃やす働きまである。

ＥＰＡは「血液サラサラ効果」といって血管内にできる血栓を防ぎ、血流をよくして身体の冷えを予防したり、血圧を正常に整えてくれる成分だ。生の青魚を食べることで、こうした良質の脂質をたくさん摂ることができるのだ。

寿司屋に行ったときに積極的に食べたい青魚とは、あじ、ぶり、さんま、いわし、さばなど。また、貝類やえび、かに、いかなども積極的に食べたい寿司ネタといえる。ただし、一方でマヨネーズを使った軍艦巻きなどは控えめにするように心がけたい。添加物が多く含まれるうえ、身体によくない油を摂取することになるからだ。

寿司ネタだけでなく、そのほかに使われている食材にも、それぞれにさまざまな効果が期待できる。酢飯に含まれる酢には、体内の老廃物を排出したり、疲労回復効果が期待できる。また、ガリの原料であるショウガには、身体を温める作用があり、生ものを食べて身体が冷えるのを防ぎ、基礎代謝を上げてくれるので、積極的に食べたい食材だ。

EPAの働き

・血流をよくする
・血圧を正常に整える
・免疫力を高める

DHAの働き

・脳の働きに重要
・悪玉コレステロールを減らす
・中性脂肪を減らす

寿司屋に行けないなら生魚が食べられる刺し身を

　寿司屋に行けなくても、スーパーや魚屋で刺し身を購入すれば、寿司と同様の作用が期待できる。また、居酒屋などで刺し身を頼むのもいいだろう。

　いいことずくめの寿司や刺し身だが、生ものなので身体を冷やしてしまう働きもある。そこで、生魚を食べたときにオススメしたいのが、締めに味噌汁を飲むこと。

　味噌汁のだしに使われる昆布には、骨の発育に欠かせないカルシウムや、便の排出に役立つ食物繊維のほか、新陳代謝を活発にするヨウ素が含まれている。

　同じくだしに使われる煮干しには、カルシウムや、体内の余分なナトリウムを排泄し血圧の上昇やむくみを防ぐ働きのあるカリウムが含まれている。味噌の原料になる大豆は、良質のたんぱく質に加え、抗酸化物質である大豆イソフラボンや鉄分、亜鉛、ビタミンEなどさまざまな栄養成分をバランスよく含んでいる。

　さらにアツアツの味噌汁には、寿司や生魚を食べて冷えてしまった身体を温めてくれる効果が期待できる点が大きい。体内が冷えてしまうと、どうしても基礎代謝量が低くなってしまうが、締めに味噌汁を飲めば、低くなった代謝量を元に戻してくれる働きが期待できる。寿司＆味噌汁で身体の毒素を排出しよう。

CASE 6

待ちに待ったランチ。まずはまっ先にご飯をかきこむ！

今日も朝食を抜いてしまったから、
とにかく腹が減った！
まず最初に、ご飯を食べて、
それからメインの肉料理でも食べようかな。
午後はすぐに出かけなくちゃいけないから、
ランチはさっさとすませることにしよう！

これで解決！

ランチは定食を選んで。ご飯の前に、まず漬けものから食べましょう！

ドカ食い防止には、品数の多いメニューを

ランチタイムになるとお腹が空いたからと、会話もしないで、ただひたすらご飯をかきこむ人がいる。食べているか飲み込んでいるかわからないようなスピードでは、食べものが大きな塊の状態で胃腸に入るため、負担がかかる。また、脳の満腹中枢に

指令が届く前に量をどんどん食べてしまうため、食べ過ぎにもつながってしまうのだ。ランチタイムには「ドカ食い」「かきこみ食い」はやめ、頼むメニューや食べ方をひと工夫して、やせる身体作りを心がけよう。

まず、選ぶメニューは単品よりも野菜の小鉢などがついている定食に。主菜と副菜、汁ものがついている定食だと、器を持ちかえる手間があるため単品メニューに比べ、食べるのに時間がかかってベター。また、たんぱく質やビタミン、ミネラルなどの栄養素をまんべんなく摂取できる。身体を温めてくれる汁もので、脂肪燃焼効果はさらにアップ！

食べる順番を変えるだけでも、肥満を防ぐことはできる。それには血糖値の急上昇を防げばよい。体内の血糖値が急上昇すると、インシュリンが過剰分泌され、糖分が脂肪として蓄積されやすくなるので、肥満につながる。血糖値の上昇を緩やかにする食べ方とは、GI値（血糖値の上昇指数）が低い食べものから順番に食べることだ。定食ならまず最初に胃腸の働きをスムーズにしてくれる酵素を含む漬けものからスタート。GI値の低い「酢のもの」「和えもの」「サラダ」「汁もの」などを食べる。それからGI値の高いご飯などの主食を食べるといった具合だ。

食べる順番　GI値の低いものから

・漬けもの ▶ ・酢のもの／・和えもの／・サラダ／・汁もの／・主菜 ▶ ・ご飯

CASE 7

丈夫な骨作りには
カルシウム！
牛乳は毎日欠かせない？

学校給食時代から毎日飲んでいたのが牛乳。
ダイエット中にも、骨が弱くなっては大変だ。
だから毎日欠かさず、牛乳を飲んでいる。
チーズやアイスクリームもよく食べている。
でも最近、お腹がゴロゴロするような……!?

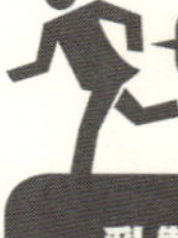

これで解決！

乳製品が合わない人は無理に摂らないこと。カルシウム補給は小魚、豆製品などで

牛乳も飲み過ぎれば脂肪に…。気をつけよう！

子どものころからカルシウム補給には牛乳、と言われてきたが、10年ほど前からこの神話には疑問の声が出始めている。牛乳などの乳製品には、ガラクトース（乳糖）という糖分が含まれている。体内に吸収するため酵素でガラクトースをグルコースに分解するのだが、長い間乳製品を食べる習慣がなかった私たち日本人の多くは、乳糖や乳脂肪などを分解する酵素を持たない人が多い。分解されない乳糖や乳脂肪は、排泄もされずに、腸の内壁に溜まる場合もある。牛乳を飲むとコップの内側に白い膜のようなものが残るが、同様の膜が腸にもついてしまうようだ。これが栄養の吸収を妨げたり、便秘やアレルギーを引き起こす原因になることもあるのだとか。牛乳が好きで飲む分には問題ないが、健康のためにと無理やり毎日飲む必要はない。

日本人のカルシウムは小魚や豆乳から

日本人のカルシウム補給に適しているのは、小魚や海藻類、大豆などの豆製品。酒のつまみとして売られている小魚の煮付けなどは、手軽に食べられてオススメだ。煮干しなどは、カロリーも控えめなのでさらによい。ただし小魚の場合は、酸化すると悪い油を摂りこむことになるので注意が必要だ。

牛乳代わりに飲むのなら、豆乳がいいだろう。豆乳の原料となる大豆は「畑の肉」という異名を持つ。カルシウムだけでなく、良質のたんぱく質も豊富で、イソフラボンやサポニンと呼ばれる抗酸化物質も含まれているし、ビタミンも豊富。ダイエット中の胃腸の働きをサポートする飲みものだ。

CASE 8

肉や魚は高カロリーだから、ダイエット中は控えなくちゃ

目指しているのはカッコいい身体。
お腹ポッコリなんて、みっともないし。
肉や魚は食べたいけれど、やっぱり、
カロリーは控えめにしなくちゃ。
一日で、どちらか一種類食べれば充分だろう。

これで解決！

やせやすい身体になりたければ、一日2回、肉か魚、卵を食べましょう。

やせる身体に必要なのは良質のたんぱく質

でっぷり太った身体がやせさえすれば、ダイエットに成功したと言えるのか？　答えはNO。一度やせた身体が決して元に戻らないよう、やせやすい体質にすることが重要だ。栄養素をしっかり体内に摂りこむと同時に、胃腸の働きを活発にし、食べた

糖や脂肪をガンガン燃やしてエネルギーに変える、代謝の高い身体にする必要がある。

そのために不可欠なのが、良質のたんぱく質を摂取すること。たんぱく質は、筋肉や骨、髪の毛や皮膚など身体を作る基本的な栄養素。筋肉がしっかりついた身体は脂肪の多い身体と比べると、同じ体重でも引き締まって見える。さらに筋肉が多い身体のほうが基礎代謝量もアップする。運動したときなどには、さらに代謝が上がりやすく、体内の余分な脂肪をガンガン燃やしてくれる働きも持っている。

たんぱく質も何で摂るかが大切

良質のたんぱく質を含む食材は、肉、魚、卵など。オススメは脂肪燃焼効果のある「Ｌ－カルニチン」を含有する羊、牛、豚の赤身肉。また、体内の余分な脂肪を排出する働きを持つ、ＤＨＡ（ドコサヘキサエン酸）やＥＰＡ（イコサペンタエン酸）といった良質の油を豊富に含むさんま、さば、あじ、いわしなどの青魚。人間の身体に必要な必須アミノ酸をバランスよく含む卵も、ぜひ食べてほしいたんぱく源だ。魚や卵は生で食べると、消化や代謝を助けてくれる酵素を摂ることもできる。以上の動物性たんぱく質を一日二回、昼は肉、夜は魚というように各食事一種類ずつ、毎食できるだけ違う種類を食べるようにしたい。

CASE **9**

ちょっと小腹が減ったときに、手軽な菓子パンは救いの神！

朝、時間がないときや、小腹が減ったなと思ったときに、つい手が伸びるのがパン。なかでも疲れたときに食べる菓子パンは、甘いもの好きには、必需品の感もある。おにぎりも、キライってわけじゃないけどね！

これで解決！

炭水化物は選んで食べましょう。菓子パンを食べるなら豆乳を一緒に！

パンよりはご飯が太りにくい!?

パンやご飯などの炭水化物は、身体を動かす一番のエネルギー源。脳の栄養になったり、腸内細菌の餌になるなど、身体に大切な栄養素でもある。ダイエットというと、炭水化物を悪者扱いして断つ人もいるが、必要量を食べないと脳の働きは確実に悪化する。イライラして仕事に集中できない状態すら招きかねない。ダイエット中でも、良質の炭水化物を必要量食べるべきなのである。

炭水化物には、パン、ご飯、そば、うどんなどがあるが、パンを食べるより、ご飯（米）をオススメしたい。ご飯のほうが水分が多く腹もちがいい。質の悪い油分や塩分もゼロで、肉や魚、野菜などのおかず、汁ものなどと組み合わせやすい。パンよりもヘルシーなメニューに合うという特徴もある。

パンを食べるなら飲みもので栄養補給を

一方、パンには塩分が含まれ、主成分の小麦粉は身体を冷やしやすい。安価なパンに使われているマーガリンやショートニングという植物油には、身体に悪い「トランス脂肪酸」が含まれている。これは悪玉のＬＤＬコレステロールを増やすだけでなく、善玉のＨＤＬコレステロールを減らすと言われているので避けたい。また、焼きたてのパンにはイースト菌がまだ生きていて、それが体内に入ると、代謝に必要なビタミンＢ類を消費してしまうという話もある。

どうしてもパンを食べたいときには、豆乳を飲もう。一緒に摂ることで代謝を促すだけでなく、良質のたんぱく質やビタミン、ミネラルを補える。

CASE 10

ササッと食べられる冷たい食べものが大好きだ！

眠気を覚ますにはやっぱり氷たっぷりの水！
仕事をしながら食べる昼食はサンドイッチ。
そばやうどんは、温かいかけより冷たい盛りが好き。
そういえば実家を出てから、アツアツのご飯なんて、食べたことなかったような……。

これで解決！

ダイエットには身体を温める料理を食べましょう！

身体を冷やさない食べものがダイエットに吉！

最近は女性だけでなく、冷え性の男性が確実に増えている。手足だけでなく内臓まで冷え切ってしまうと、体内機能は低下。代謝も下がるため、手足や顔はむくみやすくなり、冷えた内臓を守るため脂肪もつきやすくなる。

慢性的な冷えを防ぐ最良の方法は、身体を温めることだ。内臓から温めるには、温かい食べものを摂るのが一番！　冷たい水を飲むよりは常温の水にし、サンドイッチなどの冷たい食べものよりはご飯に味噌汁などの温かい料理を選ぶことをオススメする。胃に温かい食べものが入ると、胃と腸の間にある幽門がギュッと閉まると言われている。すると食べものが充分に胃液と混じり、消化がよくなるだけでなく、満腹感を得やすくなる。温かい食べものは、冷たい食べものよりも少量で満足できるのだ。

ショウガやニンニクでさらに代謝をアップ！

身体を温めるには、味噌汁だけでなくスープや汁ものをメニューに加えるのもよい。野菜がたっぷり入ったけんちん汁や、赤身肉と野菜がごろごろ入っているシチューなどもいいだろう。

また、ショウガやニンニクなど、身体を温める効果が高い薬味野菜にも注目しよう。男性に人気の回鍋肉や豚のショウガ焼き、チンジャオロースーなどの中華メニューも、身体を温める料理だ。カロリーは高めだが、適量の一人前を食べるのであれば大丈夫。ご飯と具だくさん味噌汁かスープを添えて、定食にするのがいいだろう。温かい食事を続ければ、身体がポカポカ温まり、代謝も自然とアップする。

Column 2

より効果的にやせるにはニートを増やしてみるみる減量 実践編

58ページで紹介したように、やせるためには、ニートを増やすことが大切だ。毎日の生活で、どんなことをすればニートを増やせるのか。ここでは四つの活動についてご紹介しよう。

1 エスカレーターを使わずに階段を昇り降り

歩くだけでも足腰の筋肉は増えるのだ！

電車の乗り降りや、スーパーやデパートなどの買い物時には、ついエスカレーターやエレベーターを使っていないだろうか？　ぜひ積極的に階段を利用しよう。特に通勤時に階段を使う習慣を持つようになれば、一週間で五〜七日階段の昇り降りができることに。足腰から減った筋肉を動かすことにもなり、筋力アップにもつながるのだ。

2 電車のなかではとにかく立つ！

都会の人のほうが足腰が強い理由

電車に乗ったときには、つい空いた座席を探すクセがついていないだろうか？　座らないで立つことで、ニートを増やすことができる。特に電車のなかは適度な揺れもあるために、ふんばることも多く、足腰が自然と鍛えられる。最近ではクルマ社会化のせいで、電車に乗る機会が少ない地方の人は都会の人に比べて足腰が弱いというデータも。ぜひ立つ習慣を！

3 立って家事、テレビや本を見る

立つことは電車に乗らなくてもできる！

ちょっと家事をするときや自宅でテレビを見るとき、本を読むときなどにも、立つ習慣を作ろう。正しい姿勢を保つだけでも、身体全体の筋肉を使うと同時に、エネルギーが消費される。特にデスクワークの人は日ごろから座っている時間が長くなりがち。ちょっとした機会にも立つように心がけたい。

4 「やせるおフダ」と「ひねり」のエクササイズを

名刺をはさむだけでも脚の筋肉が増える

伊達先生オススメの超お手軽エクササイズがこれ。座っているときには左右のヒザの間に名刺やカードをはさむ。これだけでも脚の筋肉は鍛えられる。また、部分やせにはひねりも有効。たとえば二の腕だったら、両腕をのばして手首をひねる。ほかにも、脚やウエストなどやせたい部分は、ちょっとした時間にひねり運動を取り入れよう。ぜひ毎日続けたい。

PART 3

やせるための新常識

「すべての油はダイエットの敵」「朝昼晩、3食きちんと食べないとダメ」。実は、これらは正しくない場合もある。このパートでは「えっ、そんなことしてやせられるの？」というダイエットの新常識をお伝えする。あなたのダイエットに関する知識は本当に正しいものなのだろうか？

こんなあなたに!

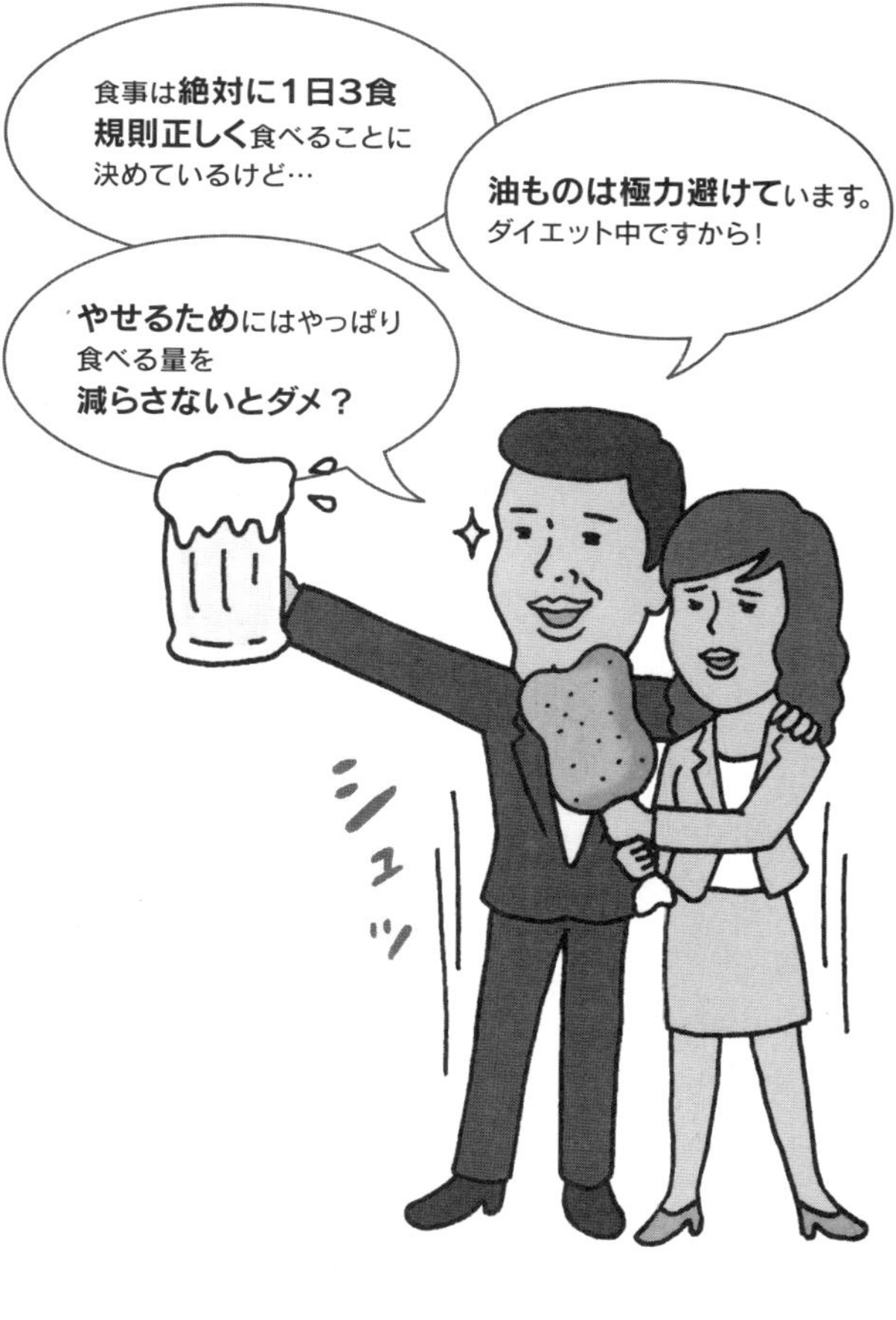
食事は**絶対に1日3食**
規則正しく食べることに
決めているけど…
油ものは極力避けています。
ダイエット中ですから！
やせるためにはやっぱり
食べる量を
減らさないとダメ？
シュッ

新常識 1

油をプラスすれば、ダイエット効率が上がる!?

やせるためには油を減らすのではなく、良質の油をプラスすることが大事。それが体内の悪い油を洗い流し、善玉と悪玉のコレステロールバランスを整え理想のやせ体質に導いてくれるのだ。

まだ間に合う!

良質油を味方につければダイエットはラクになる

しそ油、エゴマ油、亜麻仁油などの天然植物油を使う

自動車整備で手についた油汚れは、普通の石けんではなかなか落ちないため、油をなじませて洗い落とす。

これと同じように、身体のなかの悪い油を落とすには、良質の油を使ったほうが効

率がいい。いい油はＨＤＬという善玉のコレステロールを作ってくれる。これが悪い油の作るＬＤＬという悪玉コレステロールを上回ることで血液がサラサラになり、体内が浄化されていくというわけだ。

具体的にどんな油がいい油かというと、しそ油、エゴマ油、亜麻仁油などの天然植物油。反対に、マーガリンやショートニング、サラダ油、コーンオイルなどは控えたい油だ。

油の質を見分けるポイントとしては、その抽出方法に着目してみるといいだろう。良質な油の場合は、どれも天然の原料をただ絞っただけのものになっている。それに対し、避けたい油はたとえ原料が天然植物だけだったとしても、製造工程のなかで加熱処理されていたり、合成薬品などを使って抽出されているのだ。そうなると、体内で分解されにくくなってしまうため、とても良質な油とは呼べないシロモノになってしまう。

また、いい油の代表であるしそ油、エゴマ油、亜麻仁油などには、アルファリノレン酸という脂肪酸が多く含まれている。必須脂肪酸のひとつで、人間の体内で生成できないこの脂肪酸は、体内に吸収されるとＥＰＡ（エイコサペンタエン酸）やＤＨＡ（ドコサヘキサエン酸）といった良質な脂肪酸に変わる。これらが血中の悪玉コレステロールを退治し、善玉コレステロールによる体内環境の改善化を図ってくれるのだ。ただし、加熱すると酸化してしまうので、食卓に置いて、生の状態で料理にかけて食べるようにしたい。

アルファリノレン酸を含む食品にはそのほか、青魚、クルミ、豆乳などがある。しそ油、エゴマ油、亜麻仁油に比べれば、こちらのほうが比較的簡単に手に入るので、日常的に口に入れるようにしておきたいところだ。

オリーブオイル、ゴマ油の抗酸化成分も活用しよう

オリーブオイルやゴマ油なども、必要に応じて使いたい良質な油だ。どちらもアルファリノレン酸は微量しか含まないものの、身体にいい効果を持っている。

オリーブオイルは抗酸化成分であるオレオカンタールを含み、刺し身や生野菜に振りかけ、カルパッチョ風に仕上げるのに便利。セサミンなどの抗酸化成分を含むゴマ油は、生のレバーなどにもよく合う。どちらも天然の一番搾りの製品を選ぶようにしよう。

しそ油・エゴマ油と違って、比較的熱に強いのも特徴。炒めものなどの加熱調理に適している。

悪い油の代表	いい油の代表
・マーガリン	・しそ油
・ショートニング	・エゴマ油
・サラダ油	・亜麻仁油
・コーンオイル	など
など	

またお酒と同様に（24ページ参照）、「ヘルシー」を謳い文句にした油のなかには化学的な処理を何度も行なっているものもあるので、気をつけたい。

普段の食生活に隠れた悪い油を知ろう

最後に、普段の食生活における悪い油の例をいくつかご紹介しておこう。

植物油が原料で、バターよりも健康的な食品に思えるマーガリン。実は化学的な処理が加わっているせいで、「狂った油」の異名を持つトランス脂肪酸がかなり含まれている。細胞膜や細胞の働きを損なうことで有名で、悪玉コレステロールが増加するだけでなく、発ガン性まであると言われている。

すっかり日本の食卓に馴染んだ感のあるマヨネーズにも、悪い油が使われている場合が多いことをお忘れなく。何でもかんでもマヨネーズをかけてしまう、という人は気をつけるようにしてほしい。また、ポーションタイプのコーヒーミルクは、植物油を乳化させて風味をつけたもの。これもまた、トランス脂肪酸が含まれているので、コーヒーはブラックで飲むのに越したことはない。

それと、たとえ加熱していなくても、暖かい場所に置いておくだけで油は酸化してしまうので、保存は冷暗所にしておくように。

新常識 2

食事量をセーブすれば やせられるんだよね…？

心と身体は密接な関係にあるため、極端にストレスのかかるダイエットは、かえって太りやすい体質を作り上げてしまいかねない。心にも身体にも気持ちいい生活を送り、やせやすい脳を作ろう。

強いストレスに対抗しようとして、かえって太りやすくなる

心が寂しいから、何かで隙間を埋めるために間食をする

ダイエットをしようと考えたとき、ほぼすべての人がそれまでの食生活から「引き算」をして体重を減らそうと考えるもの。食事の量を少なくすればやせる。炭水化物を食べなければやせる。油分を抜けばやせる。そうやって、それまで普通に食べてい

たものを減らし、ガマンすることで、ダイエットを何とか成功させようとするのだ。しかし、これまで述べてきたように伊達式ダイエットではその真逆、食べることによって体質を改善し、太りにくい身体を作ることを目指している。

そうした方法を取る大きな要因のひとつに、ストレスの存在が挙げられる。何かを「引き算」してやせようとするダイエットには、常にストレスがつきまとう。食べたいものを思う存分、食べることができない。無理に食べていてもおいしくないし楽しくない。食べてしまったことを後悔して、自責の念にかられる。こうして次々と生み出されるストレスが、実は身体をどんどん太りやすくしているのだ。

ストレスが肥満につながるわかりやすい例として、過食症がある。欧米レベルとまではいかないまでも、最近では日本でも社会の重要なポストに就く女性が増えてきた。それは喜ばしいことだが、一方で、彼女たちのなかの少なくない人たちが、仕事やプライベートなどのストレスによって過食傾向に陥っているとも言われる。

そこで共通している特徴は「誰かと一緒にいるときは普通だが、ひとりになると突然食べたくなる」というもの。明らかに心の問題が、食の不健康につながっていることが見て取れる。

日本では昔から、お腹がそれほど減っていないのに、何か食べものがほしくなる状態のことを「口寂しい」と表現してきた。ついつい間食を取ってしまうのは、小さい子どもが愛情不足から手の指をくわえるのと同じこと。文字どおり「寂しい」ゆえの行動であり、それは人間にとってストレス以外の何ものでもないのだ。

チョコレートの成分で愛情に満たされた気分に

人間の身体は強いストレスがかかると、それに対抗しようとさまざまなホルモンを分泌する。するとそのホルモンの影響で代謝が下がったり、脂肪を蓄えやすい体質になってしまう場合もある。

やせるためには、ストレスからの解放がとにかく大事なのだ。

そこでちょっとした効果を発揮してくれるのがチョコレート。人間は愛情に満たされてもホルモンが分泌されるのだが、カカオにはそれとよく似た成分が含まれているといわれている。つまり、何となく孤独感を感じたり、ストレスや不安を感じると自然にチョコレートに手がのび、チョコレートを食べると心が満たされた気分になるのには理由があったのだ。

無理にガマンするのはかえってよくない。ただし、あまりチョコレートに頼り過ぎて習慣にはしないこと。食べ過ぎてしまえば後悔して、さらにストレスを溜めることになりかねない。同じカカオなら、温かいココアにすると水分量が多く満足感が高いので量を抑えられるかも。

ダイエットと禁煙は同時に行なわないほうが効率よし

世の嫌煙ブームもあって一念発起、ダイエットとともに禁煙を！と考える人もいると思うが、ストレスの観点から言うとあまりオススメできない。

タバコはタバコで、ストレス発散に一定の効果があることはわかっている。ダイエットと禁煙を同時に行なうと、ストレスが重なってどちらも成功しない場合が多いのだ。ムリはせず、ひとつずつ確実に成功させていったほうがいい。

まずは食事を見直して、味覚や体質を改善しよう。そうすれば、自然とタバコもやめやすくなるかもしれない。

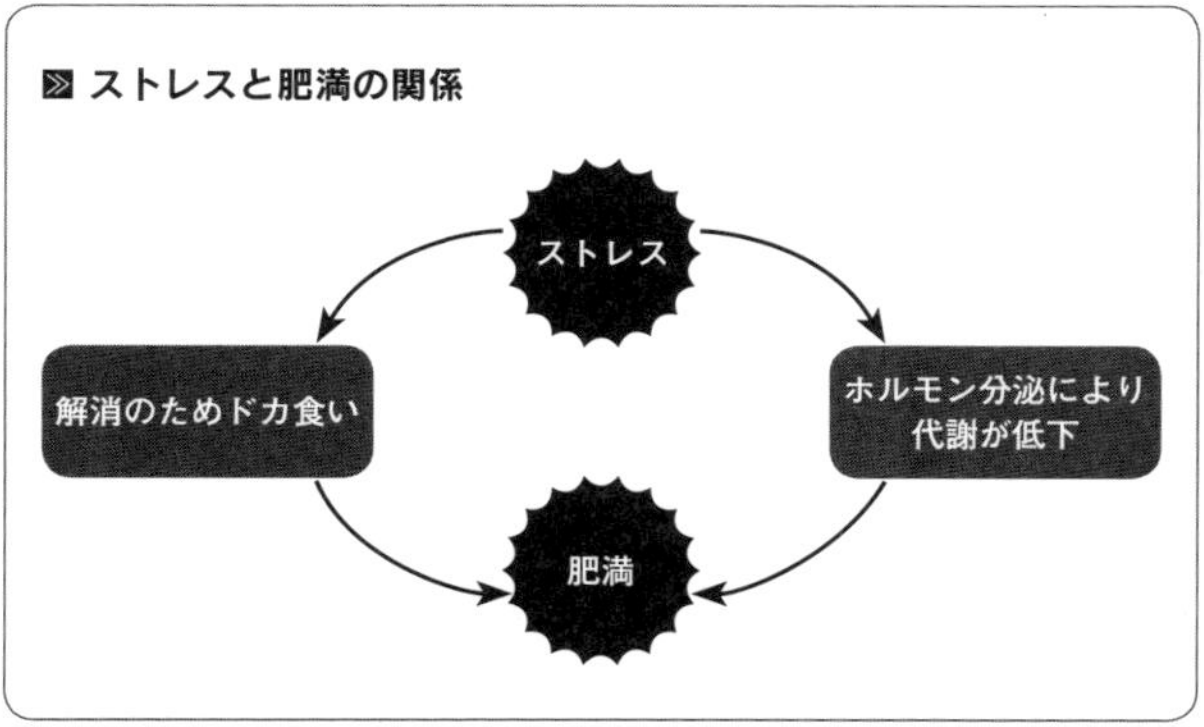

新常識3

やっぱり食事は、一日三食しっかりと、決まった時間に食べるのがいい？

「一日三回、規則正しい食事」という
ダイエットの常識が
必ずしも正しいわけではない。
自分が食べる回数や量は一日一日、
自分自身で判断し、体調や気分によって
調整するようにしよう。

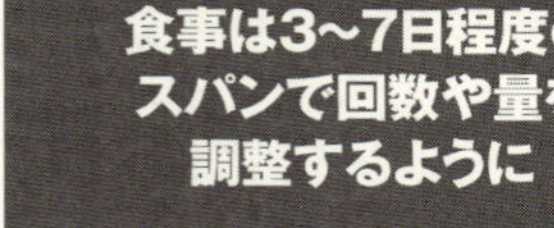

食事は3〜7日程度のスパンで回数や量を調整するように

人類は昔から一日三食を食べていたわけではない

セオリーに縛られるあまり、ストレスを増やすのはかえって逆効果だという話はここまでに何度もした。「一日三食の規則正しい食事」というのも、このセオリーに当然、当てはまってくる。

そもそも日本人が一日三回の食事を摂るようになったのは、江戸時代以降だと言われている。もしそれが本当だとすると、長い日本の歴史のなかで、一日三食を実践しているのはわずか数百年にすぎず、聖徳太子も源頼朝も織田信長もみんな一日二食で充分、生活できていたというわけだ。

しかも、江戸時代より昔の暮らしとなれば、その多くが農耕や狩猟を主な生業として、人々は毎日身体を動かしていたはず。デスクワークや接客業に従事する現代人が、彼らより多くの食事回数を重ねているとすれば、食べ過ぎなのは明らかだろう。

しかし、何もそれを見習って一日二食にしろ、と言いたいのではない。「一日三食の規則正しい食事」に縛られて、食べたくないのにムリヤリ三回の食事をこなす必要はないと主張したいのだ。

世のなかには一日一食で健康になれるという人もいれば、一日五食でやせたという人もいる。これればかりは人による、としかいいようがない。

一日一食しか食べないという生活は、胃腸が強くない人にとっては負担が大き過ぎるし、一日に何度も食事を摂るという生活はインシュリンの分泌回数が増えるので糖尿病のリスクを増加させることもある。根本的な問題として、忙しい現代人が毎日決まった時間に決まった回数、食事を摂り続けられるのかという疑問もあるだろう。

そこで、食事の回数・量に関しては、三〜七日をトータルで考える方法を推奨したい。

朝食を食べたくないときは食べなくてもいいし、忙しくてお昼を食べるヒマがないときは抜いてもいい。それらを大まかに週単位でトータルして、以前より20〜30％減らせるように調整していけばいいだけなのだ。

食べたものを日記に書き出してチェックする

毎日の食事の量を把握するためには、食べたものを日記に書き留めておくといいだろう。

自分で思った以上に食事回数が多かったり、少なかったり、人によっては食事以外の間食が意外と多いということに気づくかもしれない。それに、毎食の内容を細かく覚えておくこともできるので、「昨日は食べ過ぎたから、今日は控えておこう」と、自然と量の調節につながることも期待できる。また、伊達式ダイエットでは「食べ合わせ」も非常に重要なので、それを確かめるためにもぜひ実行してほしい。

体重の増減より、ウエストのサイズを気にしよう

ダイエットをしていると、どうしても体重ばかりが気になってくる。ちょっとでも

落ちるペースが停滞すると、急に不安になり、やる気がなくなることもしばしば。

しかし、あなたがやせたいと思ったきっかけを思い出してほしい。きっとあなたは体重よりも、体型を気にしてやせようと決心したのではないだろうか。それならば体重の増減など、ある意味、無視してしまうぐらいの度胸を持とう。それよりも週に一回、ウエストをメジャーで計って、「キログラム」ではなく「センチメートル」で変化を実感していただきたい。

というのも、ダイエットには必ず「停滞期」というものが訪れるからだ。これは、それまで順調に落ちていたはずの体重がまったく減らなくなる時期のことだが、実はこの「停滞期」こそが体内の余分な水分が抜け、サイズがダウンする時期。体重とサイズは同時に落ちるのではなく、交互に落ちる場合が多い。つまりダイエットがうまくいっているかどうかは、体重だけでは判断できないのだ。体重計だけでなく、サイズの計測も週に一度はしておこう。

新常識 4

自分に合ったオリジナルのダイエットを模索しているが…

どんな世界でも、最初は上手な人のマネから入るのが成功への最短ルート。あなたの周りで理想的な体型の人を見つけ、その人が食べているものをチェックしよう。きっとあなたと違うものを食べているはず。

まだ間に合う!

スマートな人は、スマートになるものを食べている

人間の体質は70%が食事などの生活習慣で決まる

この本を読み終わってから、あなたがどんな食事を摂るか。それはあなた次第だが、ひとつだけ確かなことがある。それは「今までと同じように同じものを食べていたら、今と同じ体型のまま」だということ。あなたの体型には、あなたが食べたものの歴史が刻まれているのだ。体脂肪がたっぷり蓄えられているなら、それは食べてきたものに理由がある。それは言い換えれば、あなたが「ああなりたい」と思う体型の人にも、そうなるだけの理由があるということでもある。ならば、素直に目指す人のマネをしてみるのはどうだろうか。

人間の体質は、だいたい30％が遺伝子によって、残りの70％が食事や運動などの生活習慣によって決まると言われている。だから、同じ遺伝子を持っていても兄弟でまったく違う体型だったり、違う遺伝子を持っているはずの夫婦が長年一緒に暮らしていく間に同じような体型になる、ということもあるのだ。その事実だけを考えても、生活習慣や環境がいかに大事なのかがわかるだろう。

スマートな人はスマートになるものを食べ、太る人は太るものを多く口にする。「伊達式ダイエット」では、これを「セイム・フードの法則」と呼んでいる。だから、やせたければスマートな人と同じものを選んで食べればいいのだ。

スポーツでも、職人の世界でも、「上手だな」と思う人のマネをしてみるのが成功への近道。会社でもプライベートでも、近くのコンビニやスーパーでも、スマートな体型の人を見かけたら、どんなものを食べているのかチェックするクセをつけることから始めてみよう。

≫ セイム・フードの法則

スマートな人が食べているものを
マネして食べればやせる

新常識 5

サプリメントだけでは、やせられない?

サプリメントは便利な栄養源だが、化学的な処理が施された加工食品であるため、あまりそればかりに頼り過ぎてしまうと、身体にどんな負担がかかるかわからない。できれば栄養は天然の食品で摂るようにしよう。

まだ間に合う!

あくまで「食事のプラスα」の栄養素として摂取するように

サプリメントもいわゆる加工食品

コンビニや薬局に整然と並べられているサプリメント。少しでも健康や肥満を気にする人なら、一度は手に取ったことがあるはずだ。

足りない栄養素を補おうという意識は確かに重要なことだ。しかし、サプリメントばかりに頼る生活はあまりオススメできない。

言ってみれば、サプリメントは究極の加工食品だ。ビタミンCならビタミンCだけ、鉄分なら鉄分だけで成り立っている食品など、自然界にはひとつもありはしない。サプリメントから得られる栄養素は、自然界にあるものを原料にしているとは限らないのだ。

人間の身体が、過去の長い経験によって作られているということは、何度も語ってきた。サプリメントが自然界になかった食品である以上、同じ栄養素を天然の食品から得られるならそれに越したことはない。安易にサプリメントで栄養素を補給しようと依存し過ぎると、逆にやせるチャンスを失うこともあるのだ。

それを前提に「プラスα」として摂るなら、次のようなことを知っておくといいだろう。

まず、たっぷりの水と一緒に食後に摂ること。そうすることで吸収がよくなる。

キトサンなどのカロリーカットを目的としたサプリメントは、ほかのサプリメントと一緒に摂らないこと。まとめて摂ってしまうと、効果が半減してしまうからだ。

さらに、数カ月間続けても効果が感じられないときは、原材料や配合量が違うものに変えてみること。同じ成分でも製品によって、その人の身体に合うものと合わないものがあるからだ。

新常識 **6**

フレンチやイタリアンなど洋風の食事が大好きなんですが…

さっぱり系よりはこってりとした食事が好み。
日ごろからつい選ぶのは、フランス料理や
イタリアンなどソースにこだわった洋風料理。
以前は特別何とも思わなかったけど、
最近ちょっと胃がもたれて重い気がしてきた。
このままで大丈夫かなあ……。

まだ間に合う!

胃腸にいいのは、生まれ育った土地に伝わる料理です

日本人の腸は欧米人よりも長い

同じ人間であっても、体内の構造は決して同じではない。世界各国でとれる食材が違うため、長い食生活のなかで、それぞれの国や民族ごとに、よく食べる食材を消化しやすいように整えられてきたからだ。たとえば、野菜不足によるビタミン不足を補うために、エスキモーはあざらしを生食することで知られるが、他民族が同じように食べれば、確実にお腹を壊してしまうだろう。

日本人の特徴は、白人や黒人ならほぼ100％持っているアルコール分解酵素（アセトアルデヒド分解酵素）がなかったり、少ない人が多いこと。また乳成分を分解する酵素が少ない人も多いと言われている。そして、私たちの祖先には長い間穀物を主とした粗食の歴史があり、その結果、欧米人と比べて腸が長いと言われている。食物繊維の多い穀物から栄養を吸収するため、腸を長くする必要があったのだ。

粗食をエネルギーに変えられる力が！

日本人が長く食べてきたおかずは、焼き魚や煮もの、酢のものなど。脂っこい料理を多食すると胃もたれがする人が多いのも、そうした料理に適した消化体勢が整っていないためだ。消化不良の食べものは、腸のなかで薄い膜状に溜まり、ほかの栄養素の吸収を阻害したり、毒素となって腸内の善玉細菌を減らしてしまうこともある。

和食は、栄養バランスがよくヘルシー食であると今や世界的に注目を集めている。ご飯を主食に煮もの・焼きもの・汁ものを組み合わせる食べ方を心がけてみよう。

新常識 7

主食はバラエティ豊かに食べていますが…

ダイエット中も炭水化物を食べていいとはありがたい。同じような食材ばかりも何だから、パン、パスタ、うどん、そば、ラーメン、ご飯、お好み焼きなど、いろんな炭水化物をバランスよく取り入れている。これが俺流！

まだ間に合う！

いろいろ食べなくても大丈夫です。米中心の食生活を取り戻しましょう

米は日本人の機能にかなった炭水化物

身体のためには、ダイエット中かどうかにかかわらず、同じものばかり食べるのではなく食材をバラエティ豊かに食べることが大切だ。そういう意味では毎日いろいろな料理を食べることは必要だが、主食だけは、そう意識し過ぎないほうがいい。パンやパスタ、ご飯などに含まれる主な栄養素は炭水化物だが、炭水化物に限っては、ご飯である米主体の生活を心がけよう。

長い歴史のなかで、私たち日本人の主食は米だった。うどんなどの小麦粉製品を食べる地域もあるにはあるが、それでも主食の頂点に立つのはやっぱり米だろう。穀類の仲間である米は、粒食でよく噛まないといけない食材。植物性のたんぱく質や食物繊維も含んでいて、消化に時間がかかる特徴があるが、日本人の腸は、米を消化しやすいように、きちんと改良がされているのだ。逆に言えば、長い時間胃腸に留まり、腹持ちのいい炭水化物だとも言える。

脳の栄養補給には、炭水化物は必需品

身体を動かすエネルギー源とされる炭水化物は、食べ過ぎると脂肪になりやすい側面がある。そのためダイエット中には敬遠されがちだが、身体のために必要な量、一日にご飯茶碗二杯くらいは食べてもらいたい。というのは、脳が必要とする栄養素は炭水化物、正確には炭水化物を分解して得られるブドウ糖だけなのだ。脳の重量は体重の約2％程度にすぎないが、脳が働くと全エネルギーの20％近くを消費するとされる。脳が活発に動くには、適量のご飯は不可欠なのだ。

新常識 8

一日の始まりには、朝一杯のコーヒーが何より

眠くてボーっとした起きがけには、
必ず一杯のコーヒーを飲むようにしている。
疲れた身体がシャキッとして、気分も爽快。
長年の習慣だったけど、
最近胃が荒れているのか
負担に感じる日がある……。

まだ間に合う!

コーヒーブレイクは午後に。朝は、フルーツジュースでスタートしましょう

起きがけのコーヒーは腸内環境を乱すことも

朝の起きがけに、まずはコーヒーを飲むという人は多いだろう。だが、空っぽの胃腸にはオススメできない。何もない腸に刺激物であるコーヒーが入ると、腸内の善玉菌にダメージを与えてしまうと言われている。気持ちが悪くなったり、お腹の調子が

悪くなるのはそのためだ。コーヒーはランチの後や午後のブレイクタイムなどにしよう。

また、暑いところで収穫されるコーヒー豆には、身体を冷やす作用がある。アイスコーヒーを飲むとダブルで冷えるため、冷え性の一因ともなってしまう。飲むならばホットコーヒーがベター。カフェオレ好きの人ならば、牛乳よりも豆乳オーレ（またはソイラテ）がオススメだ。

一日の始まりである朝から午前中は、身体にとっては排出の時間と言われている。ヘビーな食事をして胃腸に負担をかけるのではなく、胃腸を休ませながら、水分と消化のよいビタミンやミネラルを摂取するのが一番だ。

体内に溜まった毒素を排出すると同時に、必要なビタミンやミネラルを摂るなら、フルーツやフルーツジュースを摂るようにしよう。フルーツにはビタミンやミネラル、抗酸化物質であるポリフェノールが含まれていて、体内の毒素の排出効果が期待できる。生で食べればフルーツの酵素がそのまま摂れるので、体内の浄化に効果的だ。

朝のフルーツは一種類にすると胃腸の負担が少ない。欲を言えば、りんごやみかんなど、栄養価が高い旬の時期の国産のフルーツを選びたいもの。ジュースなら濃縮還元タイプよりも、やや高めだがストレートタイプを選ぶとビタミンやミネラルが効率よく摂れる。

新常識 9

豆腐って何だかオヤジくさい？

実は、豆腐料理って結構好きだったりする。冬には鍋、夏なら冷ややっこ。手軽に安く買える点も好きだったりする。でも豆腐ってちょっとオヤジの食べものっぽくないか？ 豆腐好きってあんまり公言したくないような。

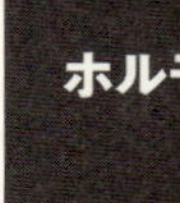

まだ間に合う！

豆腐はホルモンバランスを整えるモテ食です！

豆腐にはホルモンを整える大豆イソフラボンが豊富

豆腐は大豆から作られる日本の伝統食。大豆を粉砕して煮てから、おからを取り除き、残った豆乳をにがりで固めたものが豆腐だ。大豆と比べると消化吸収がよく、栄養素を効率よく摂れる特徴がある。豆腐には、良質のたんぱく質に加え、不飽和脂肪酸といわれる良質の植物性油も含んでいる。

また、抗酸化物質として知られる大豆イソフラボンにはホルモンバランスを整える特性がある。女性ホルモンに似た働きがあり、そのため女性にオススメの栄養成分と思われがちだが、男性にも女性ホルモンは必要なものなので、補いたい機能性成分。肌の調子を整えたり、男性の前立腺ガンを抑制する作用が報告されてもいる。最近では、糖尿病などの生活習慣病予防に、大豆イソフラボンが一役買っているという報告も出てきている。男女を問わずぜひ食べてもらいたい食品なのだ。

湯豆腐や豆乳鍋など温かい料理で食べよう

寒さが厳しくなる冬には、湯豆腐や豆乳鍋、豆腐がたっぷり入った鍋ものなどを取り入れよう。定番の豆腐の味噌汁もよい。身体を温める料理は冷えを防ぎ、新陳代謝もアップすることからダブルでオススメできる。夏場だったら、冷ややっこや、枝豆などの大豆食品を食べるのもいいだろう。飲みものとして豆乳を飲めば手軽に大豆の栄養が摂れる。また、コーヒーや紅茶には牛乳の代わりに豆乳を使って、豆乳オーレや、豆乳紅茶にするのもよい。どちらもホットであればベスト。豆腐や大豆製品で、モテオーラをアップさせ、オトコ＆オンナの品格に磨きをかけよう。

新常識 10

身体が欲するものを食べたほうがいい！

病気のときに食欲がなくなるのは、ウイルスと戦うためのエネルギーを消化のために無駄に使わないようにするため。キチンとした食生活を送ることで、こうした身体の声は確実に目覚めていく。

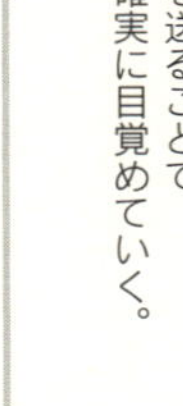

まだ間に合う！

きちんと栄養を摂っていると、身体に悪いものは食べなくなるもの

食生活を正せば、身体の声は聞こえてくる

運動をしていなかった人が、スポーツを始めたりすると急に「今まで何とも思わなかったものが美味しく感じられた」なんていう話をよく聞く。タバコをやめた人なども似たようなことを話す。これは、運動不足や喫煙によって身体にかかっていた負担

がなくなり、それまで感じられなかった身体の声が聞こえてきたことにほかならない。
たとえば、病気のときに食欲がなくなるのも、こうした身体の声のひとつ。病気のウイルスと戦うためのエネルギーを、食べものを消化するエネルギーに取られないよう、身体が信号を送っているのだ。つまり、食欲がなくなるのにはきちんとした理由があるということ。「病気のときは栄養のあるものを食べたほうがいい」という人もいるが、身体の声に素直に耳を傾けて、本当に食欲がなければ無理に食べないほうが身体にはいいのだ。

食生活を改善し、身体が欲している栄養素を日常的に摂るようになると、代謝が活発になり、身体のなかに溜まった老廃物や脂肪が排泄されるようになっていく。

こうした「ピュア」な身体作りができてくればシメたもの。あとは、自然と食の好みが身体にやさしいものに変化していき、身体に悪い食べものに関しては、食べたいという欲求そのものが減退していくはずだ。

そうは言っても、食の好みというものは一朝一夕に急激な変化をするものではない。正しい食生活を送るようになってからも一〜二週間ぐらいは悪しき「惰性の食欲」との戦いになることを覚悟しておこう。

身体が本当に
欲するものを食べる
▼
代謝活性化
老廃物・脂肪が排出
▼
ピュアな身体に！

伊達式
食べやせ
MENU

一目瞭然！

飲んでも 食べても やせるためのキリフダ

太りにくい食べ方、どうしても食べたいときの対処法など、「食べやせ」のエッセンスをぎゅーっと凝縮しました。いざというとき、めくってみてください。きっとあなたのキリフダが見つかるはずです！

▼アイコンの意味

主食　おかず　飲み物　おやつ　調味料　注意

麺ならこれを！オススメの食品は「そば」

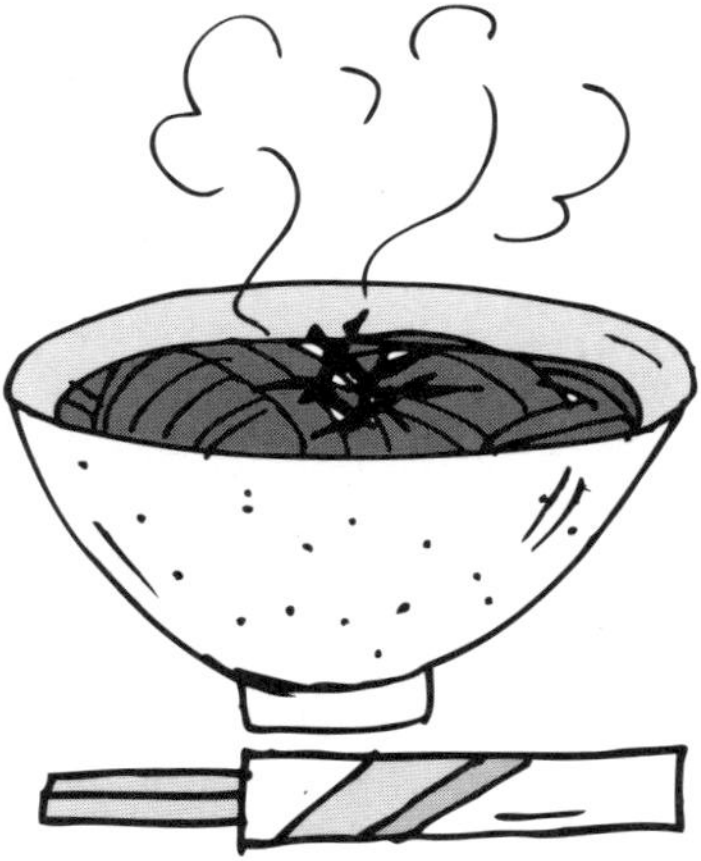

オススメ MENU　**そばなど**

炭水化物は、何を食べるかにこだわりたい。麺やパンなど小麦粉の食品よりも米で摂取したほうがいいが、どうしても麺類が食べたいときは黒い食品、そばがベスト！ポリフェノールが含まれていて抗酸化作用が期待できる。

ハンバーガーは単品で

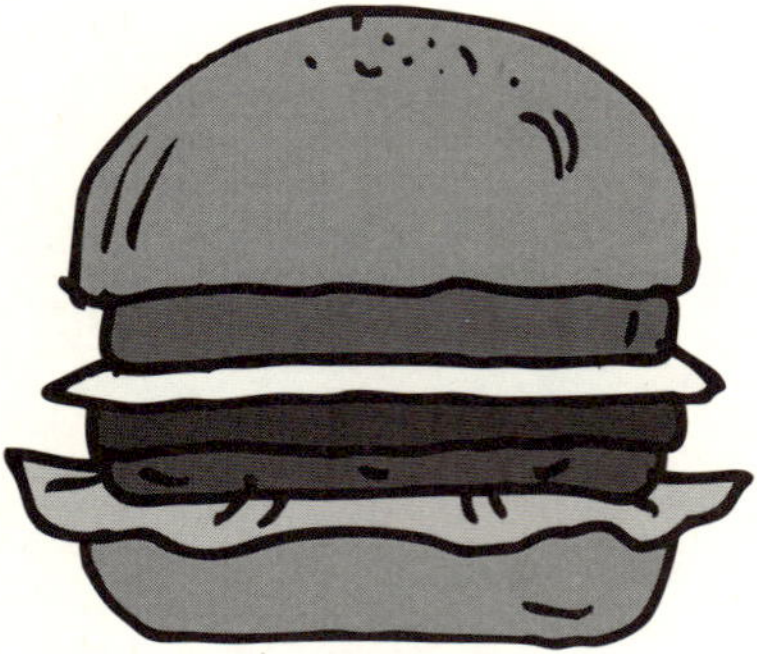

セットメニューのフライドポテトやナゲットなどは酸化した「悪い油」が使われているので要注意。酸化した揚げものの油をはじめとする「悪い油」を摂り過ぎるとホルモンバランスに異常をきたしかねない。ウツや頭髪の脱毛などの一因とも言われる。

イタリアン好きにはコレ

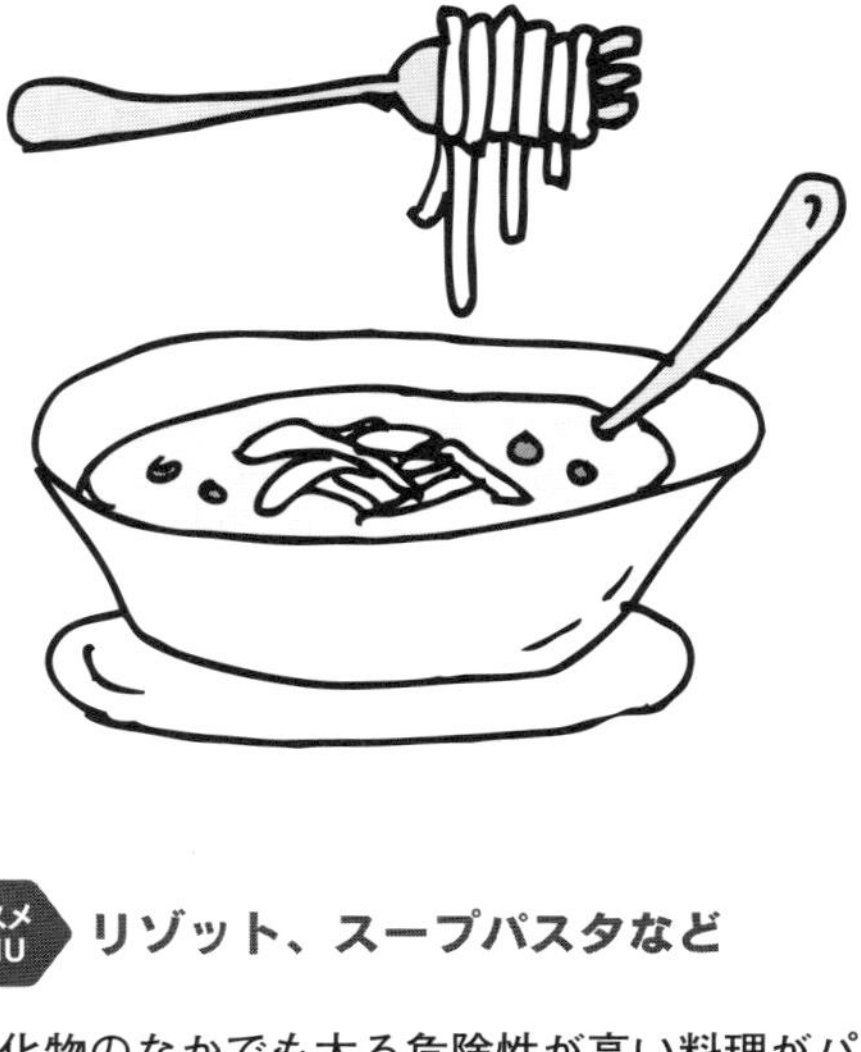

オススメ MENU　リゾット、スープパスタなど

炭水化物のなかでも太る危険性が高い料理がパスタやピザ。どちらかを選ばなければならないイタリアンでは、満腹感を得やすく、太りにくいスープパスタがオススメ。パスタやピザ以外のものが選べるならば、主食はリゾットを選ぶのが得策。

汁ものを一品加えるだけでダイエット効果UP

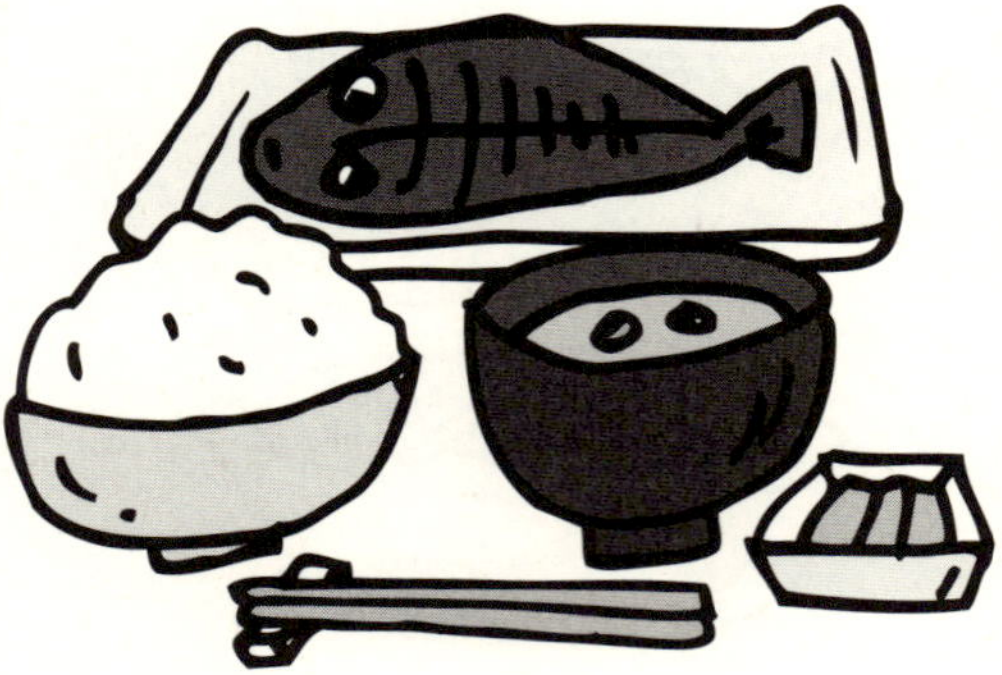

オススメMENU 味噌汁、豚汁、野菜スープなど

温かい汁ものを食事に加えることで身体が温められて代謝力がアップ。水分が多いため、胃の食べものが充分に胃液と混じり、消化が活発になるとともに、腹もちもよくなることで、冷たい食べものよりも少量で満足できるようになる。

日本人にはやっぱり米が合う

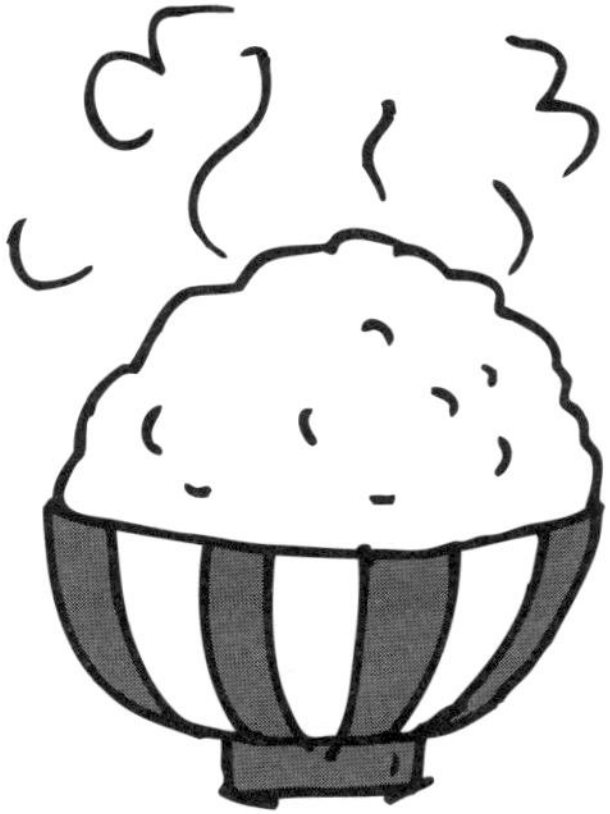

オススメ MENU　**白米、チャーハンなど**

米は植物性のたんぱく質や食物繊維を含み、身体を動かすエネルギー源となる炭水化物。食べ過ぎると脂肪になりやすい側面があるが、脳が必要とする栄養素を摂取するには、一日に茶碗２杯くらいは食べるのが理想だ。

残業は「卵かけご飯」で乗り切れ

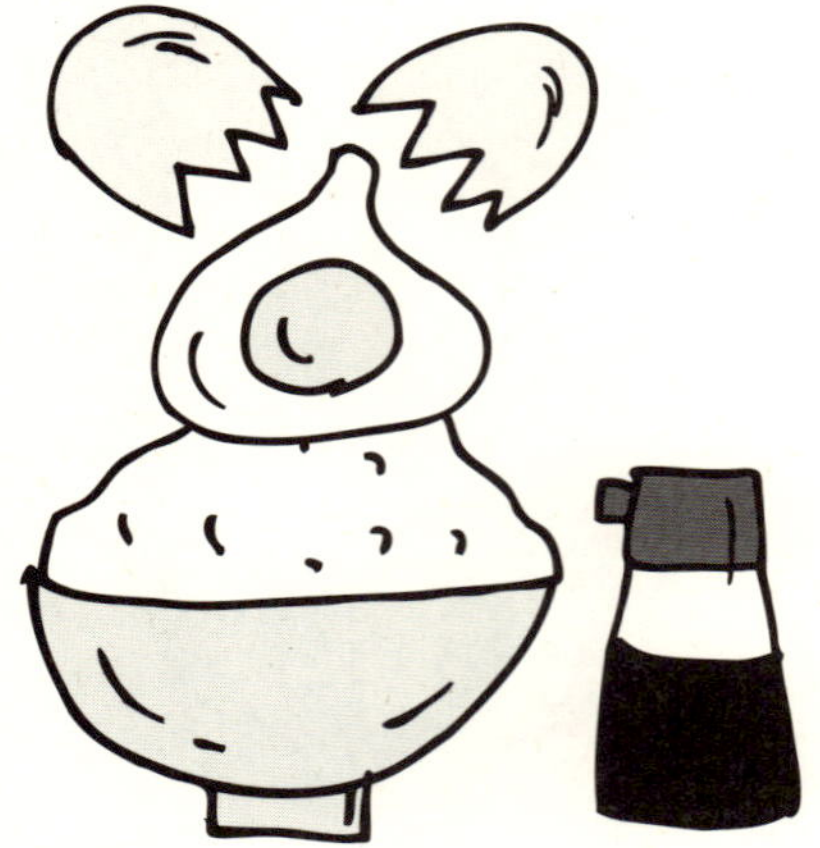

消化、吸収のよい卵はすぐに体内に吸収され、スタミナアップに一役買ってくれる。また、ご飯を組み合わせることで、炭水化物も摂取でき、疲れたときのエネルギー源として役立つだけでなく、疲労した脳の栄養補給にもつながる。

焼き肉屋では、まず キムチ・レバ刺しを注文

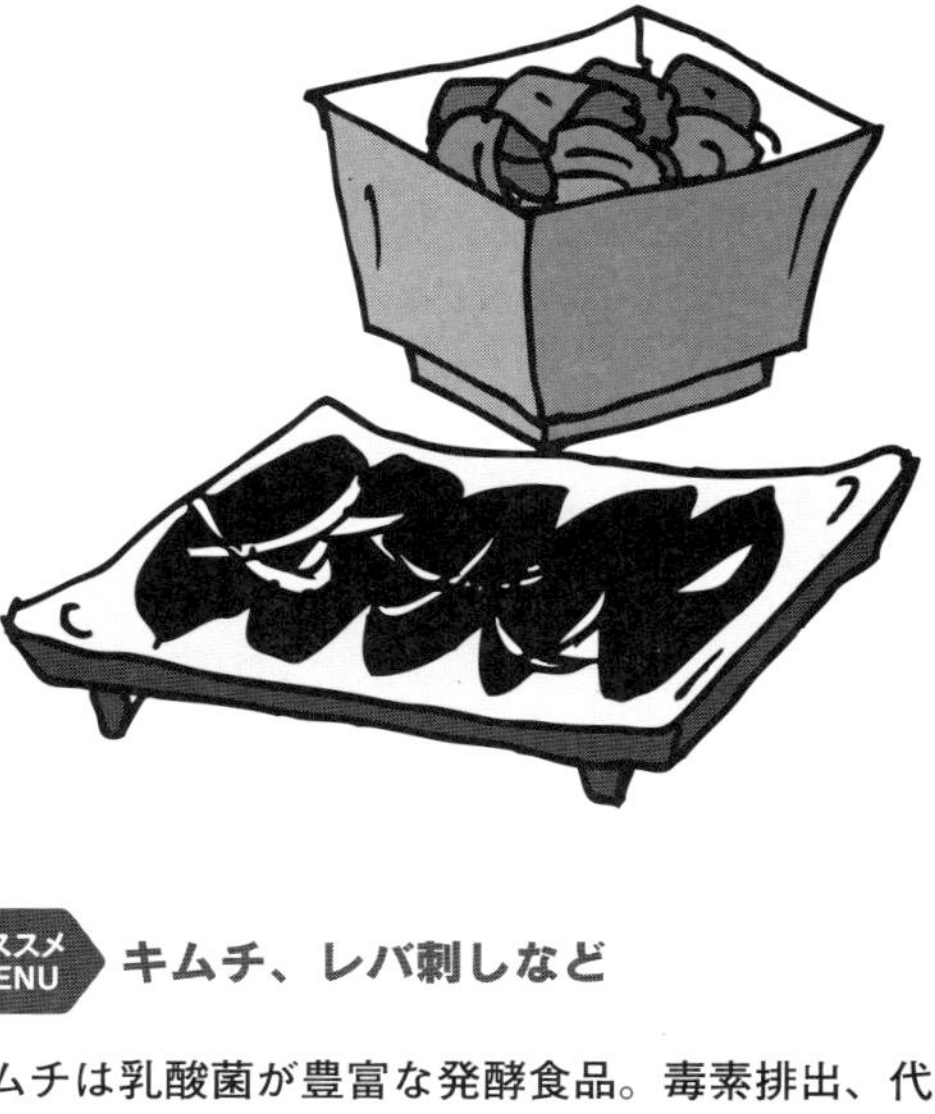

オススメMENU キムチ、レバ刺しなど

キムチは乳酸菌が豊富な発酵食品。毒素排出、代謝アップの効果がある。また、唐辛子に含まれるカプサイシンには脂肪燃焼の作用も。レバ刺しには、鉄分や亜鉛などミネラル、ビタミンが多く含まれ、毒素の排出を促進して肝機能をサポートする。

魚は栄養のミ・ナ・モ・ト

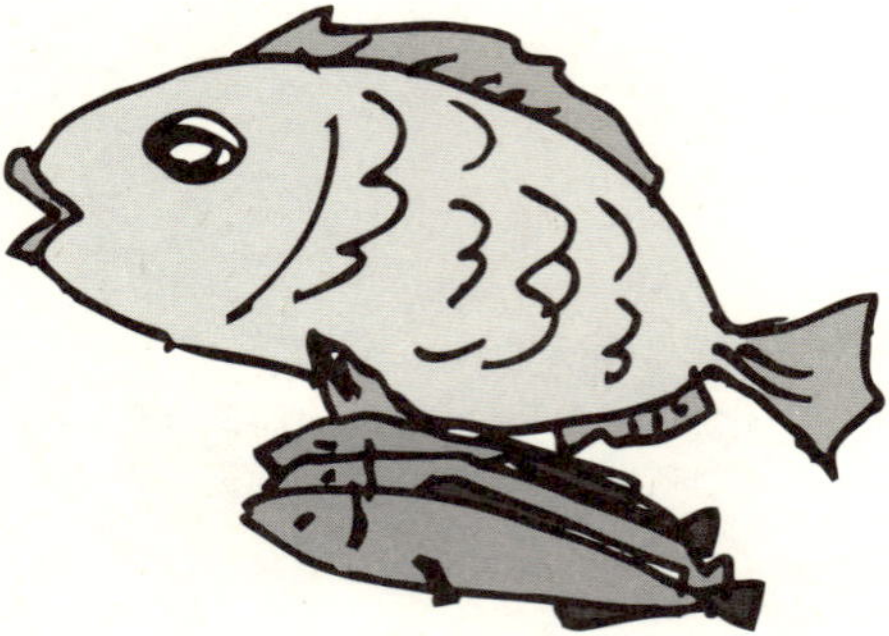

オススメ MENU **あじ、ぶり、さんま、いわし、さばなど**

青魚に豊富なDHAは、善玉コレステロールを増やすと同時に悪玉コレステロールを減らす働きがあり、中性脂肪を燃焼させる機能も持つ。また脳の神経細胞の原料でもある。EPAには血管のつまりを解消する「血液サラサラ効果」がある。

赤身の肉はサプリメントになるほどの栄養あり

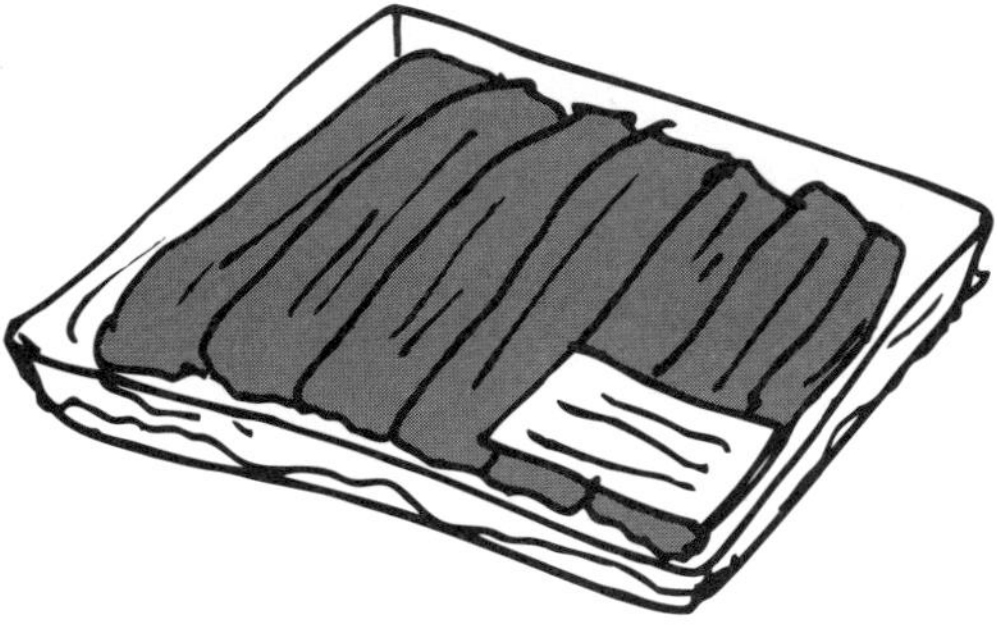

オススメMENU ジンギスカン、ポトフ、ヒレカツなど

牛や豚、羊などの「赤身の肉」には脂肪を燃やす成分「L−カルニチン」がたくさん含まれる。これは単体のサプリメントもあるほど、脂肪の代謝を上げてくれる作用があるといわれている。ダイエット中には積極的に摂りたい成分だ。

揚げものにレモンを忘れずに

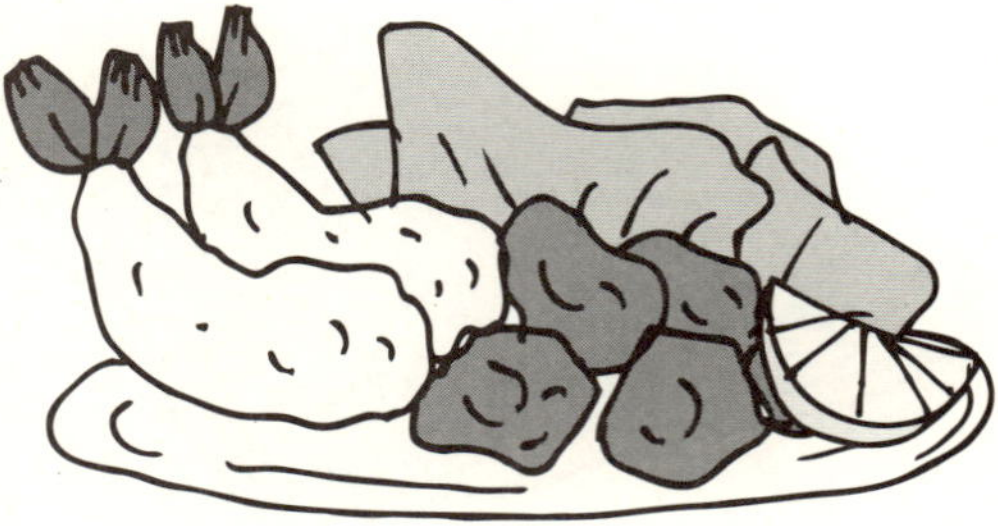

オススメ MENU

レモン、グレープフルーツ、ゆず、すだちなど

柑橘類には、「酸化した油」を中和するクエン酸やビタミンＣが豊富に含まれている。レモン、グレープフルーツのほか、アセロラ、すだち、キウイ、イチゴ、オレンジなどの果物、ピーマン、キャベツ、パセリ、ブロッコリーなどの野菜に多く含まれている。

良質な油は生魚から まるごといただく

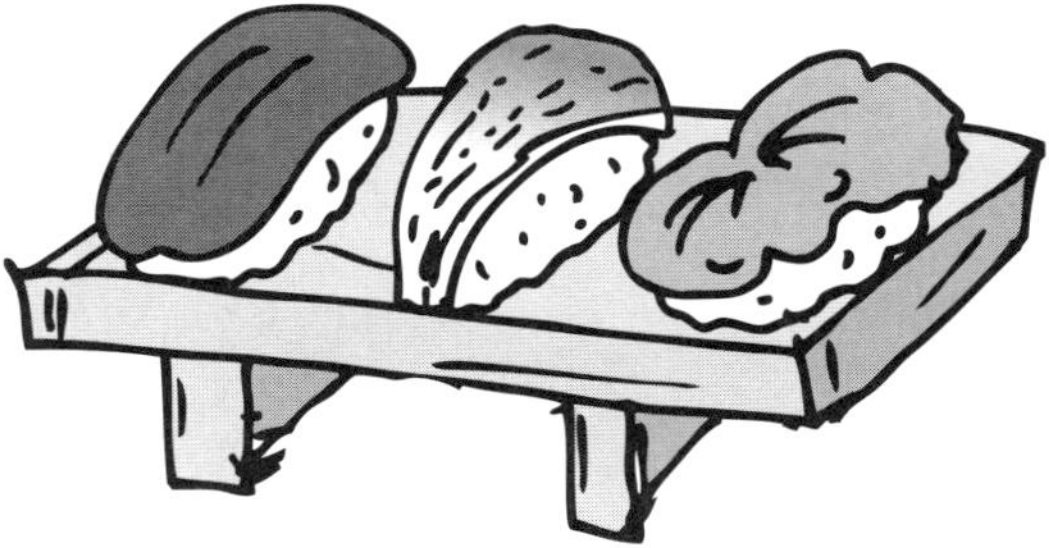

オススメ MENU　**寿司、刺し身など**

魚を生で食べることで摂れる良質なタンパク質だけでなく、DHA・EPAの良質の油が摂れる。さらに消化や代謝をサポートする酵素も摂ることができる優れもの。

ステーキ食べてダイエット

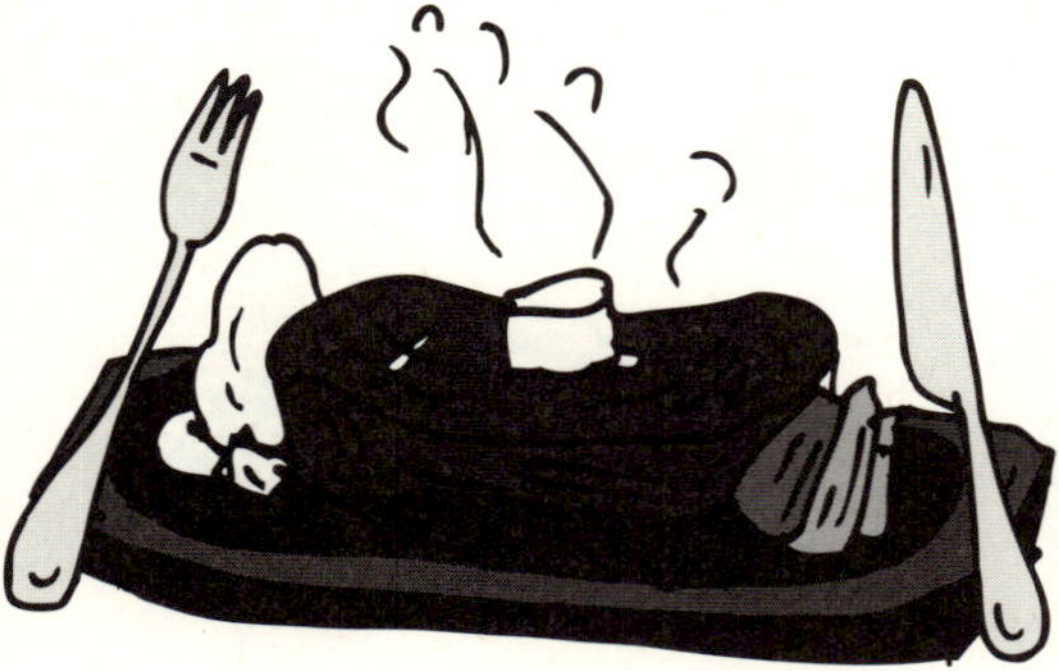

オススメ MENU **ステーキ、ショウガ焼き、ビーフシチューなど**

牛や豚のステーキや豚肉のショウガ焼きのように、肉の「原型」を留めた料理は、たくさん噛まないと飲み込めないうえに、胃で消化するときにも、腸で吸収されるときにも内臓をフルに動かしてくれ、使われるカロリーも多くなる。

根菜類は
実はダイエットの味方

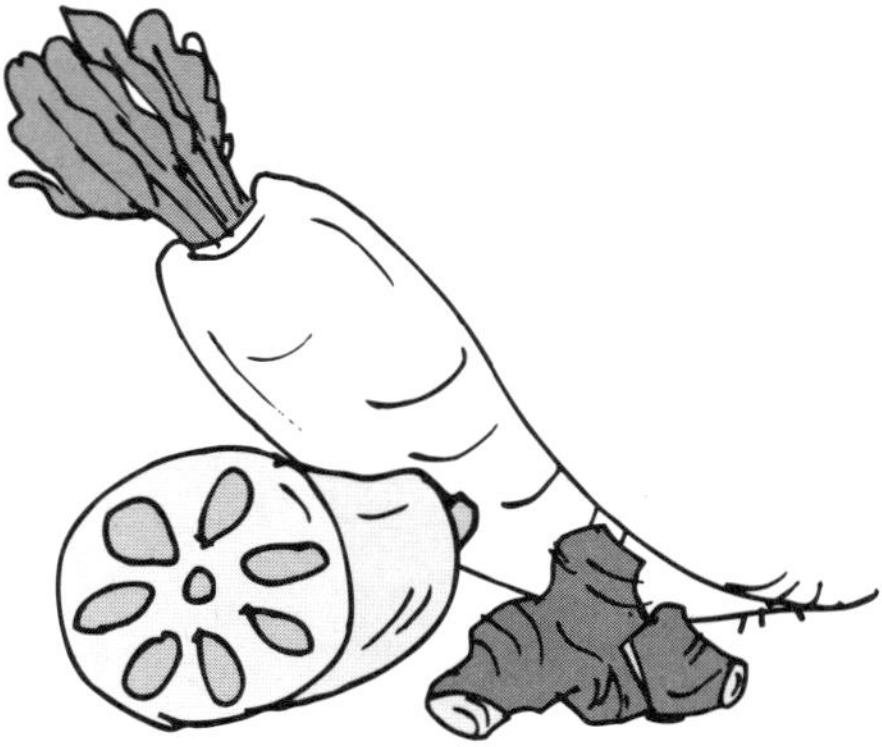

オススメ MENU

肉じゃが、筑前煮、おでん、石焼きイモなど

根菜類は冷え性の方の必須食品。寒い冬ならなおさら身体を温めてくれるのでオススメしたい。しかし、ポテトサラダなどのように、マヨネーズを加えたりすると太りやすい食品になるキケンもあるので注意が必要だ。

豆腐はモテホルモンの宝庫

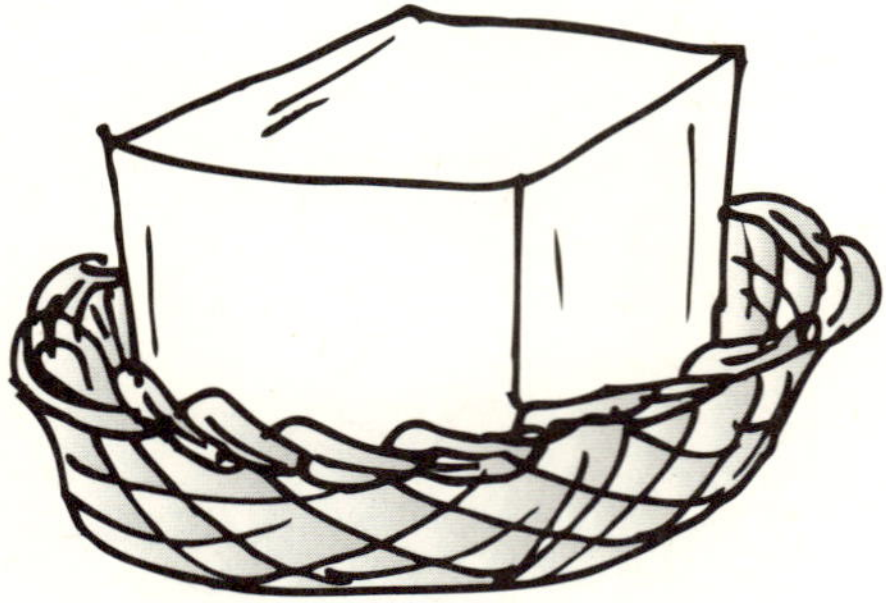

オススメ MENU **豆乳、湯豆腐、豆乳鍋など**

良質のたんぱく質に加え、不飽和脂肪酸といわれる良質の植物性油も含んでいる。抗酸化物質として知られる大豆イソフラボンにはホルモンバランスを整え、肌の調子をよくする効果もある。また、男性の前立腺ガンを抑制する作用が報告されている。

普段摂れない栄養素は中華料理で補う

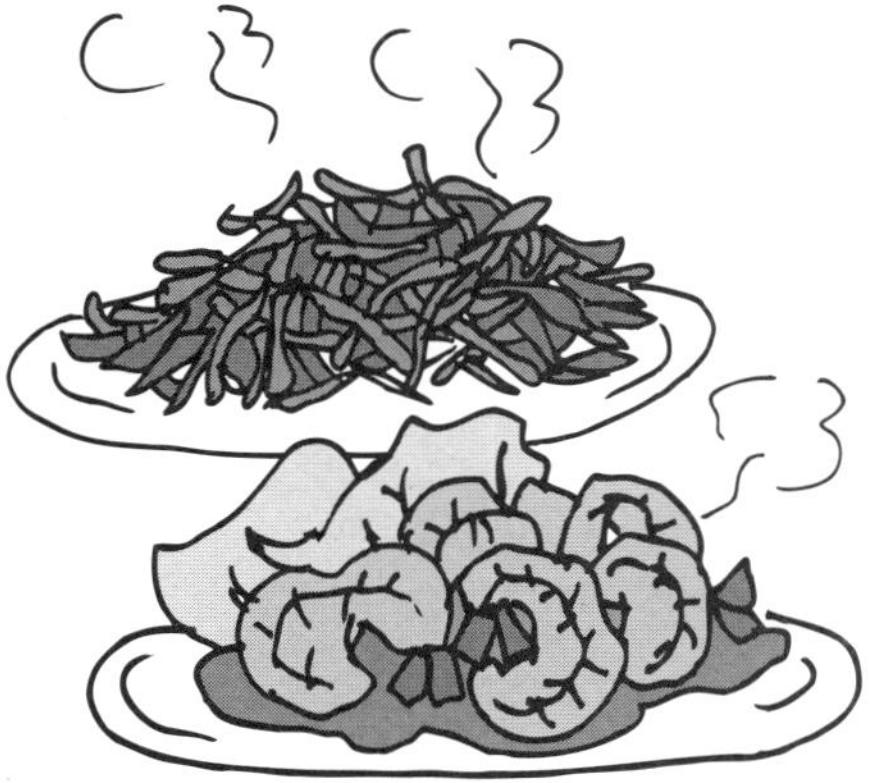

オススメ MENU 回鍋肉、レバニラ炒めなど

ニンニク、ショウガ、ネギなど、身体を温めるものがたくさん使われている中華料理は、積極的に食べて OK。メインにしたいのは、肉・野菜をバランスよく摂れる炒めもの。油や味つけが気になるときは、お酢をかけると中和されるうえに食べやすくなる。

定食は漬けものから食べ始めよう

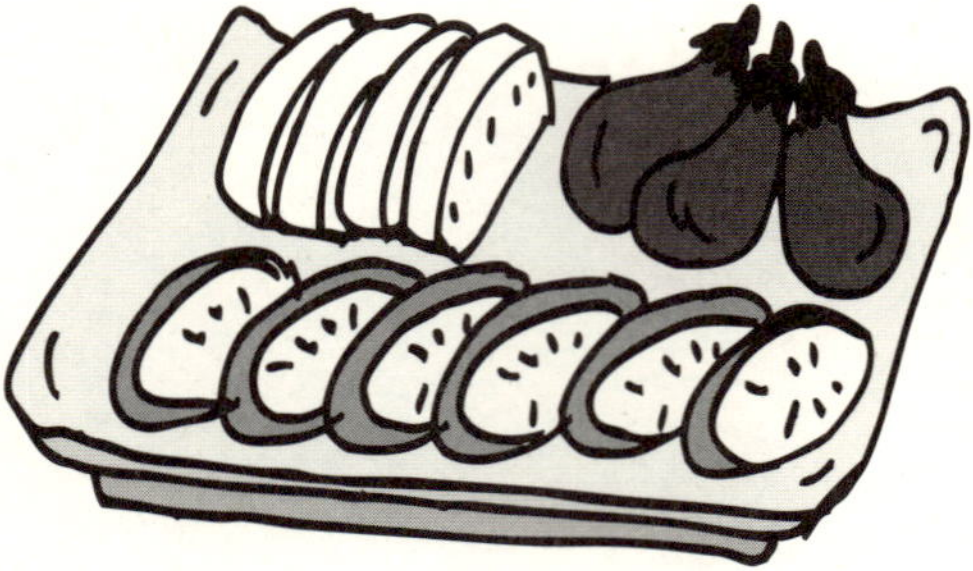

オススメ MENU

漬けもの、酢のもの、サラダなど

食べる順番を変えるだけでも、肥満は防げる。定食なら、まず最初に、胃腸の働きをスムーズにしてくれる酵素を含む漬けものから食べ始めよう。最初に食べるのは「酢のもの」「和えもの」「サラダ」「汁もの」などでもOK。白いご飯はその後に。

寝酒は焼酎のホットの梅割り、赤ワインなど

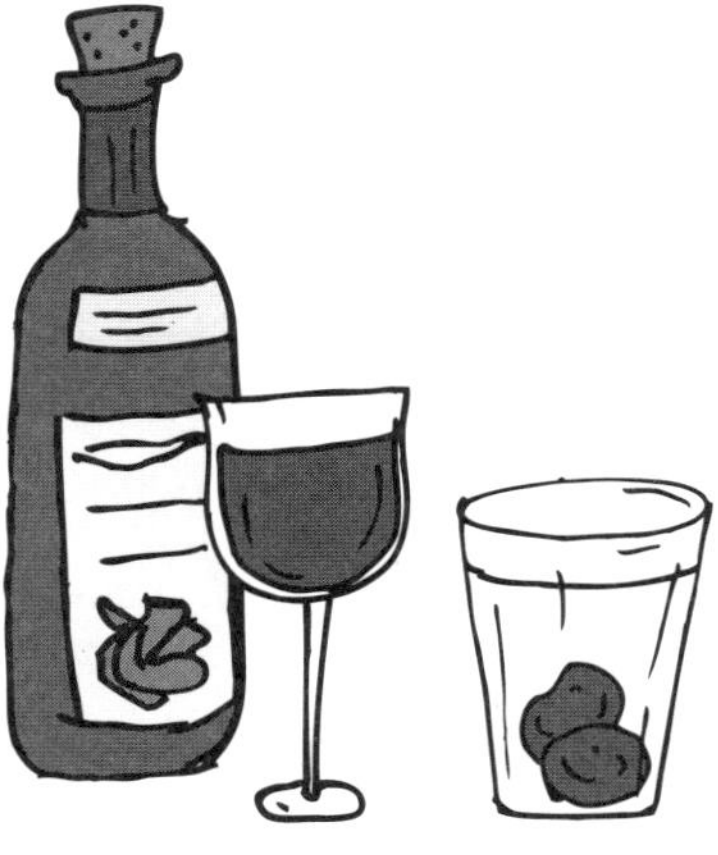

オススメ MENU **焼酎の梅割り、赤ワイン**

寝酒として飲むなら、身体を温めやすい焼酎の梅割りか赤ワイン。内側から身体を温めることができ、梅干による毒素の排出効果も期待できる。また、赤ワインに含まれるポリフェノールは、強力な抗酸化作用を持ち、過酸化脂質を分解してくれる。

ラーメンには 野菜ジュースで先手をとれ

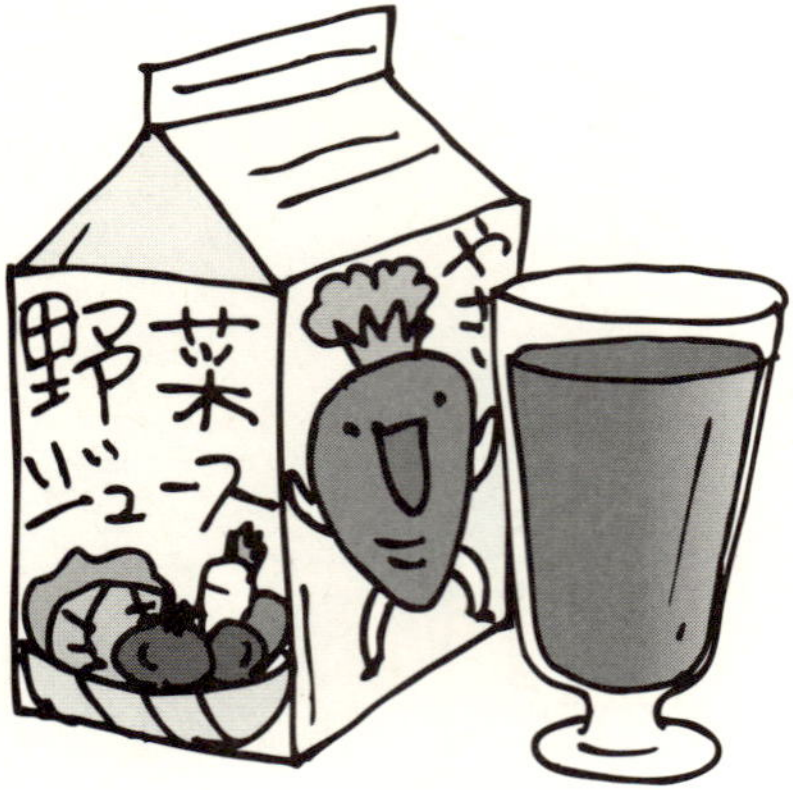

粉ものの炭水化物で、身体を酸化させる悪い油が使われていることが多いラーメン。食べないに越したことはないが、どうしてもというときは食べる前に野菜ジュースを１本飲むようにしよう。急激な血糖値の上昇を防ぎ、ミネラルなどを補給できる。

ケーキに豆乳で栄養おやつ

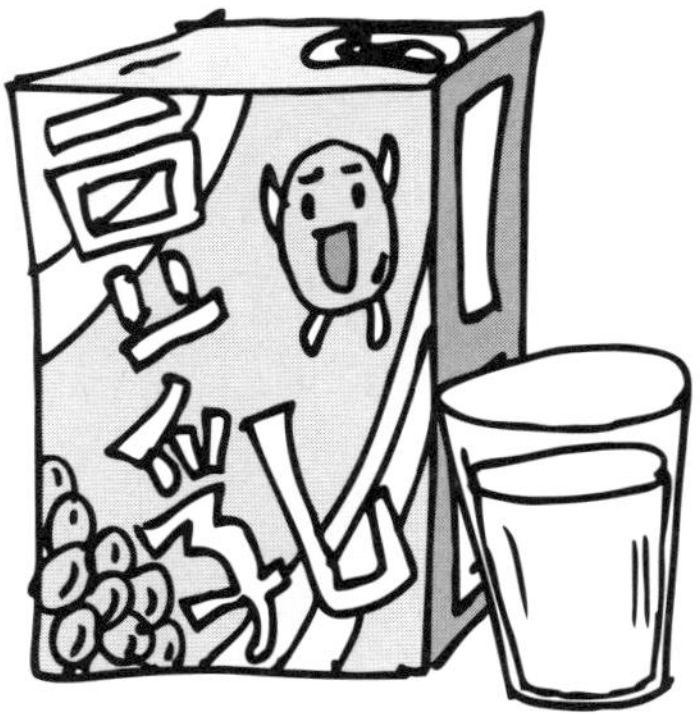

オススメMENU ソイラテ、抹茶ソイラテなど

ケーキには身体に必要な栄養素がほとんど入っていない。しかし、カロリーを抑えようとコーヒーや紅茶を選んでいる人が少なくない。これはあまり賢い選択とは言えない。どうしてもケーキが食べたいというときは良質な油分を含んだ豆乳をプラスしよう。

朝はフルーツでリフレッシュ

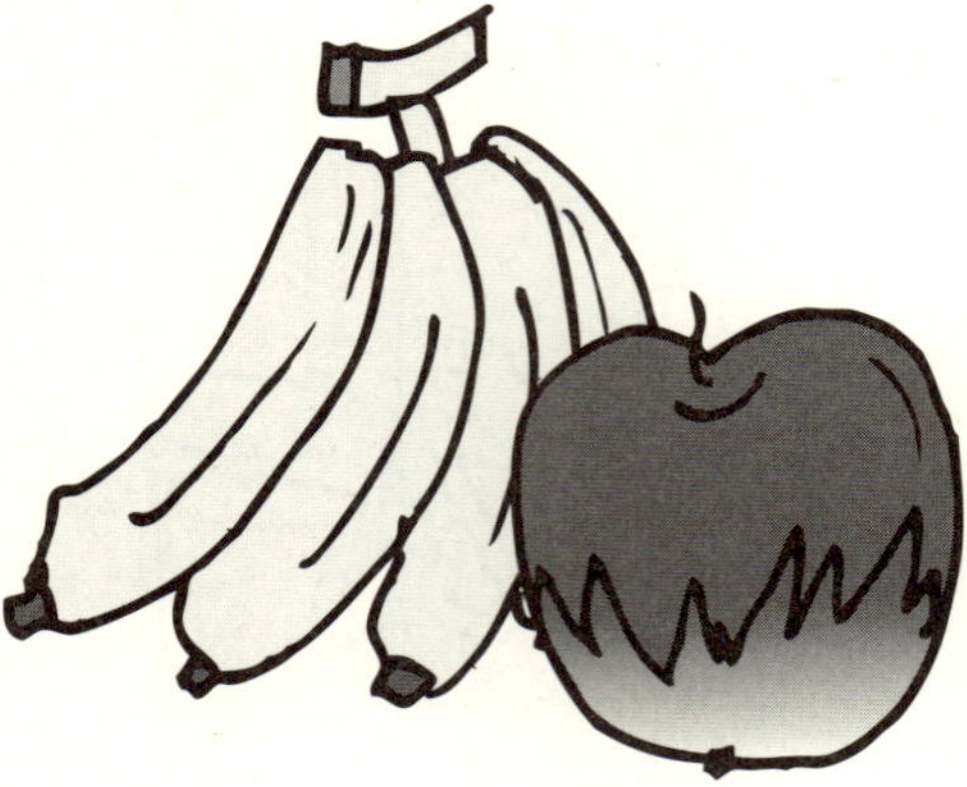

オススメ MENU

リンゴジュース、オレンジジュース、バナナジュースなど

朝は、身体にとって排出の時間。胃腸を休ませ、水分と消化のよいビタミンやミネラルを摂取するようにしよう。できればフルーツは1種類、りんごやみかんなど栄養価が高い旬の国産のものを選びたい。ジュースならストレートタイプがオススメ。

飲み会ではウィスキーや焼酎が狙い目

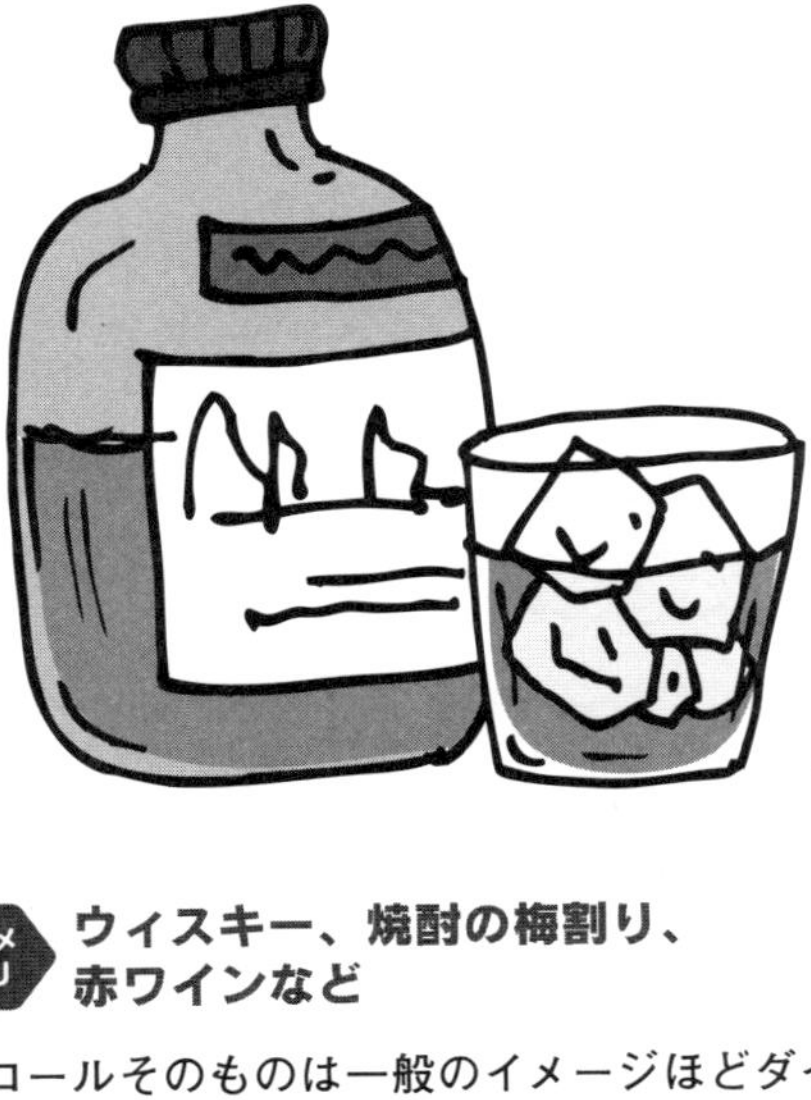

オススメMENU ウィスキー、焼酎の梅割り、赤ワインなど

アルコールそのものは一般のイメージほどダイエットに悪影響を与えるものではない。むしろお酒の種類のほうを注意しよう。できるだけ少量で酔いやすく、中身の糖度が低い、焼酎やウィスキーあたりが狙い目。

水を飲むだけでは やせません

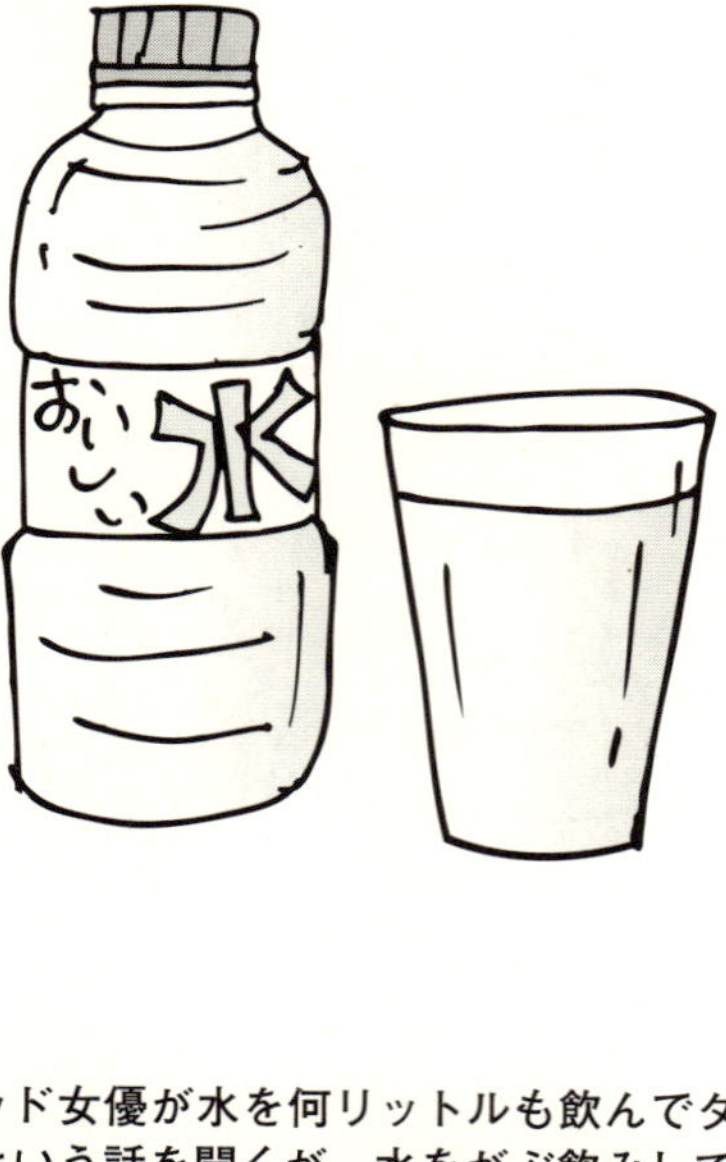

ハリウッド女優が水を何リットルも飲んでダイエットしたという話を聞くが、水をがぶ飲みしてもやせることはない。逆に飲み過ぎることで消化不良を招き、むくみの原因になることも。特に身体を冷やしてしまう氷水は危険。常温で飲むことを心がけよう。

ココアでホットに代謝

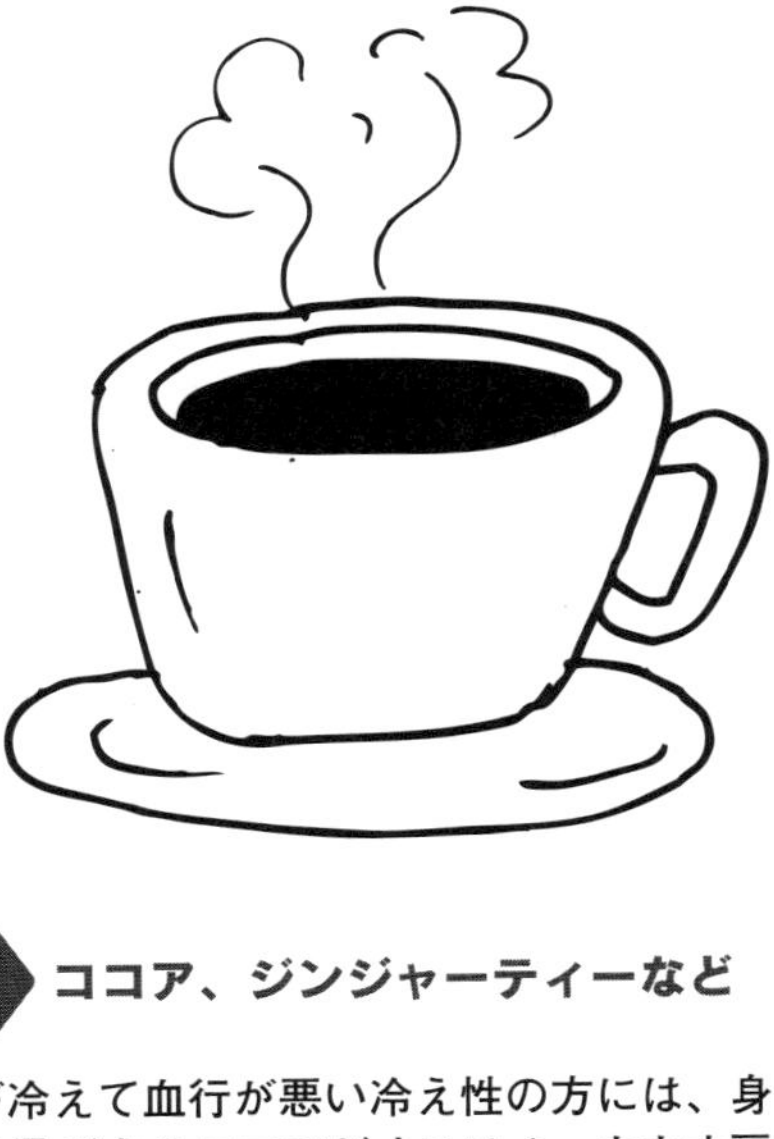

オススメMENU ココア、ジンジャーティーなど

身体が冷えて血行が悪い冷え性の方には、身体を温める効果があるココアがオススメ。カカオ豆に含まれるたんぱく質や油が身体に作用してくれる。また、抗酸化作用のあるポリフェノールも含んでいるので、ダイエット、健康面と一石二鳥。

甘味を身体が欲したら ドライフルーツ

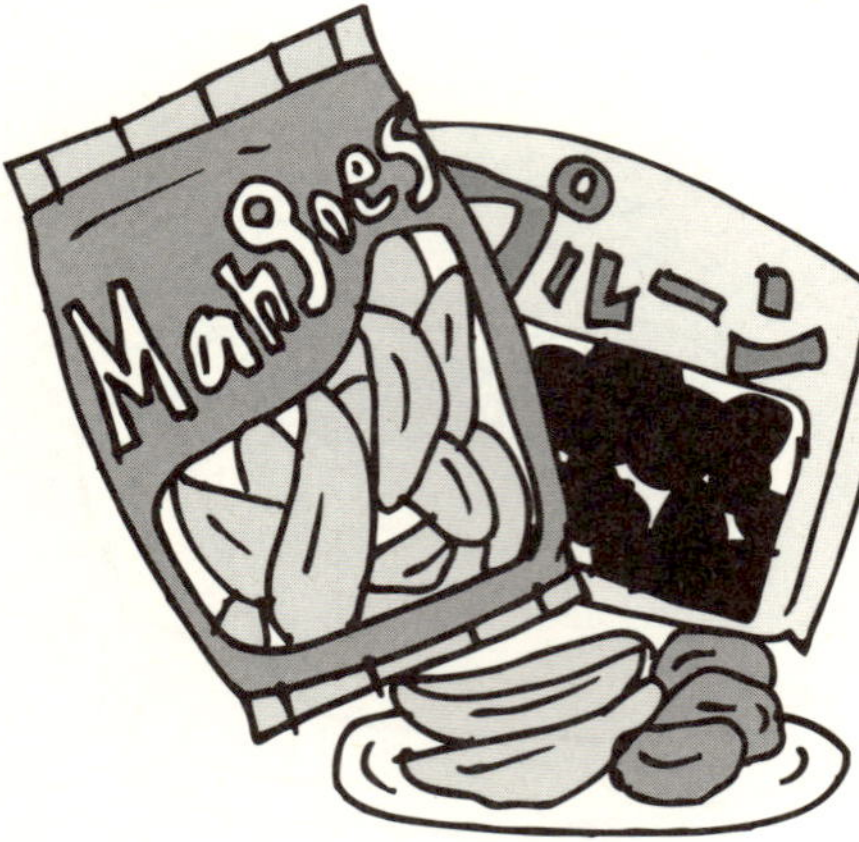

オススメ MENU **ブルーベリー、イチジクなど**

小腹が減ったり甘味が欲しいときは、手軽なドライフルーツを食べるのがオススメ。生のフルーツに比べると、水分も酵素も減るものの、甘いもの好きにはピッタリ。ただし同じドライフルーツでも「砂糖漬け」になっているものは避けるようにしよう。

パンがやめられない あなたは…

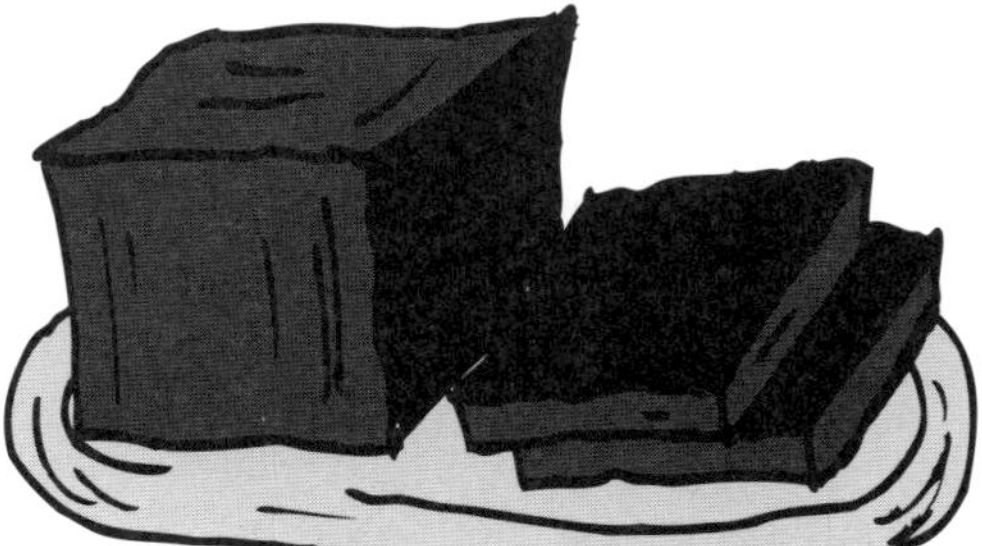

オススメ MENU

ライ麦パン、雑穀パン、ぶどうパンなど

菓子パン類（特にメロンパンやクリームサンド）にはトランス脂肪酸が多く含まれるため、できれば避けたい。そこで、堅くて色の濃いパンを選ぶようにしよう。ビタミンやミネラル、ポリフェノールが含まれるため、体内の抗酸化力を上げる効果がある。

オススメ No1 デザートはお汁粉

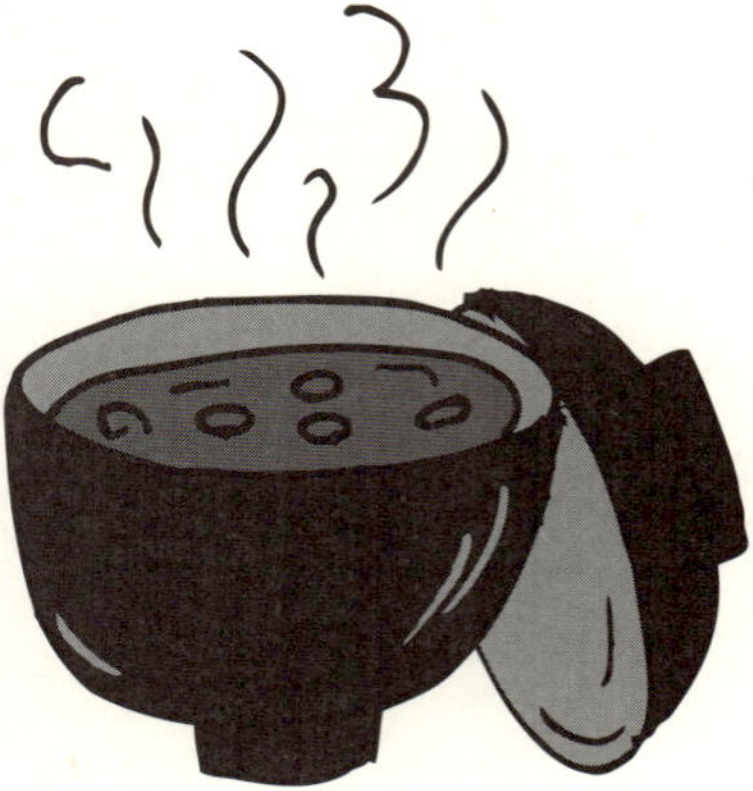

オススメ MENU　豆大福、だんご、ぜんざいなど

あんこの原料となる小豆には、ビタミンE、ビタミンB群、鉄、カリウム、マグネシウム、亜鉛などの豊富なミネラルに加え、食物繊維まで入っている。また、デザートは水気が多くて栄養があるものを選ぶのがコツ。温かいお汁粉は最適。

チョコレートで
ココロが満たされる

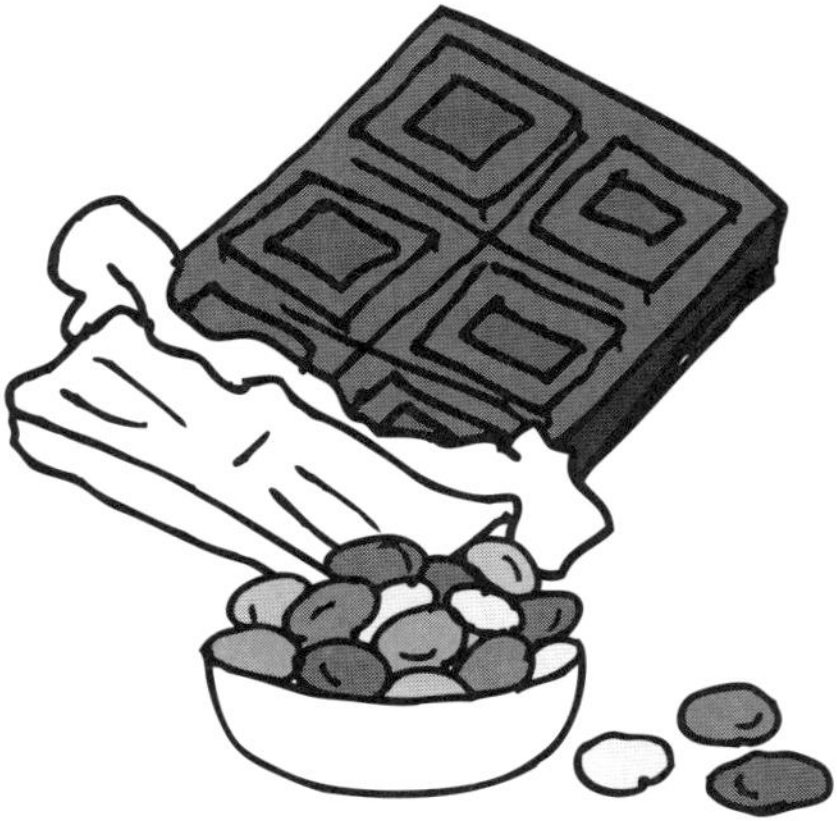

人間は愛情に満たされるとホルモンが分泌されるが、カカオにはそれとよく似た成分が含まれていると言われる。つまり、チョコレートを食べるとココロが愛情に満たされた気分になるのだ。ストレスはダイエットと健康の天敵。無理にガマンする必要はない！

体脂肪は油で落とす

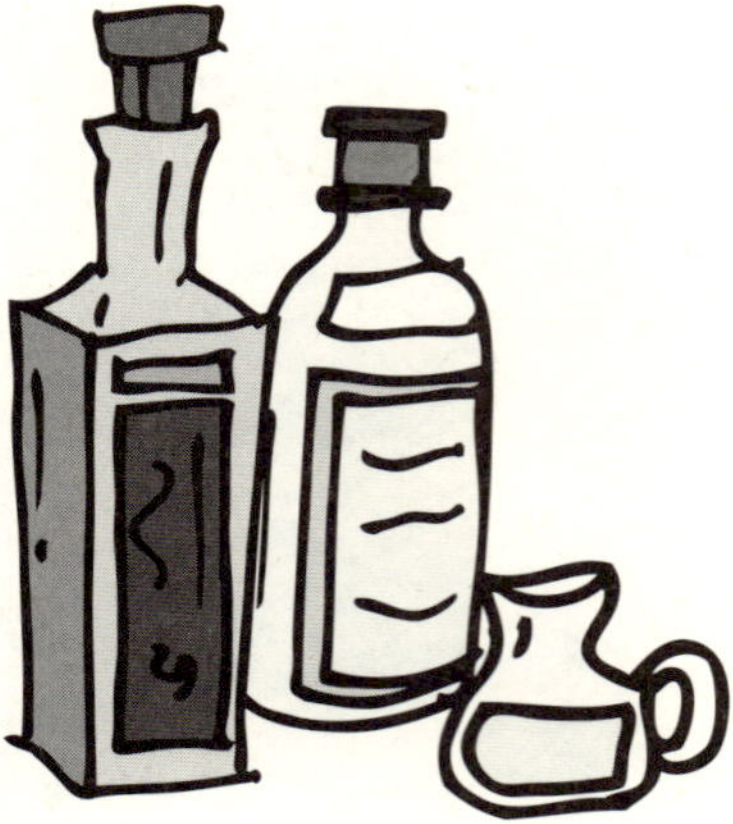

オススメ MENU カルパッチョ、サラダ、刺し身など

良質な油には脂肪代謝をアップする効果があり、抗酸化成分も持っている。特に、加熱しないで生で摂れる油がオススメ。刺し身や生野菜に振りかけてカルパッチョ風に仕上げるのに便利なシソ油やエゴマ油などを、食卓の上に常備しておこう。

肉料理には薬味をプラスして燃焼！

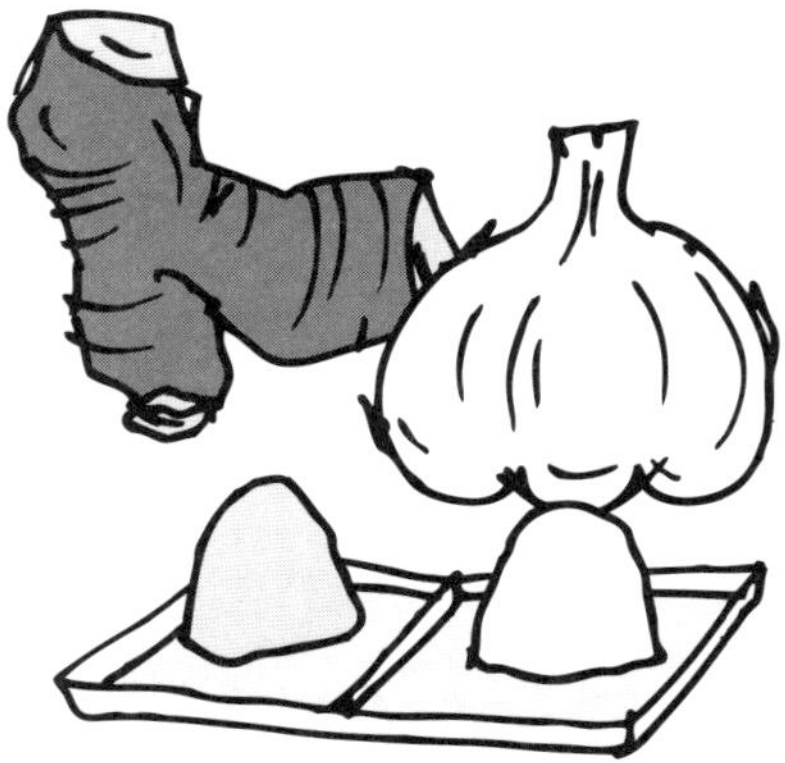

オススメMENU　**ニンニク、ショウガなど**

焼き肉や鍋料理のときは、薬味にニンニクやショウガなどを添えよう。身体を温める力が代謝アップにつながり、消化を助ける効果もある。また、生の肉は脂肪を燃やす効果がある反面、身体が冷えてしまうので、2～3品は薬味をプラスしたい。

調味料も天然ものを選ぶ

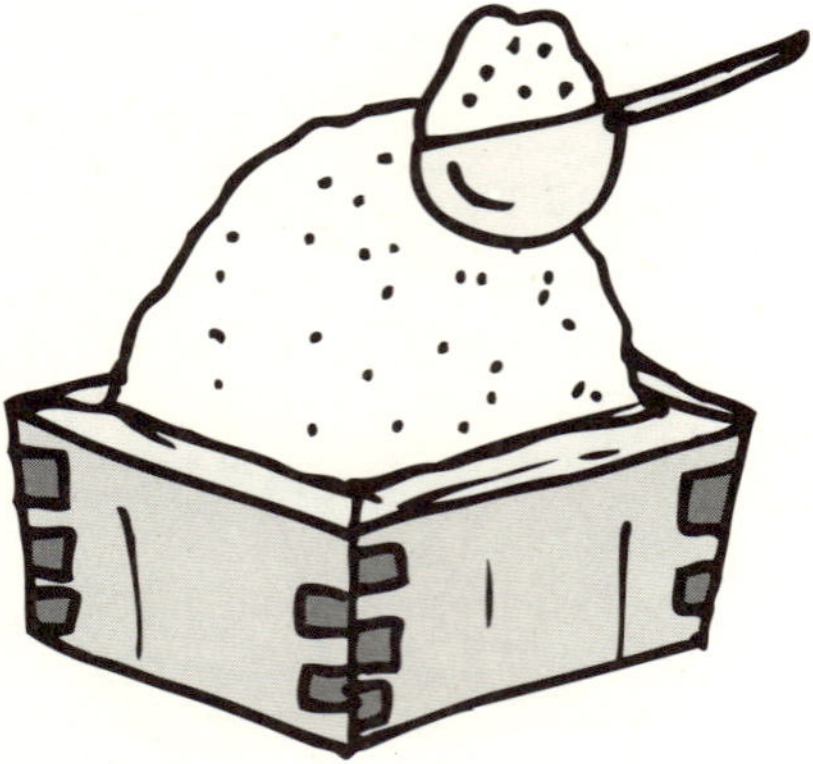

オススメ MENU **岩塩、黒砂糖、なたね油など**

精製された食卓塩はむくみを引き起こすナトリウムが主体。「たかが調味料」と軽く考えず、料理の基本となる大切なものは、なるべく自然に近いかたちの国産の調味料を使うようにしよう。

乳製品は控えめに

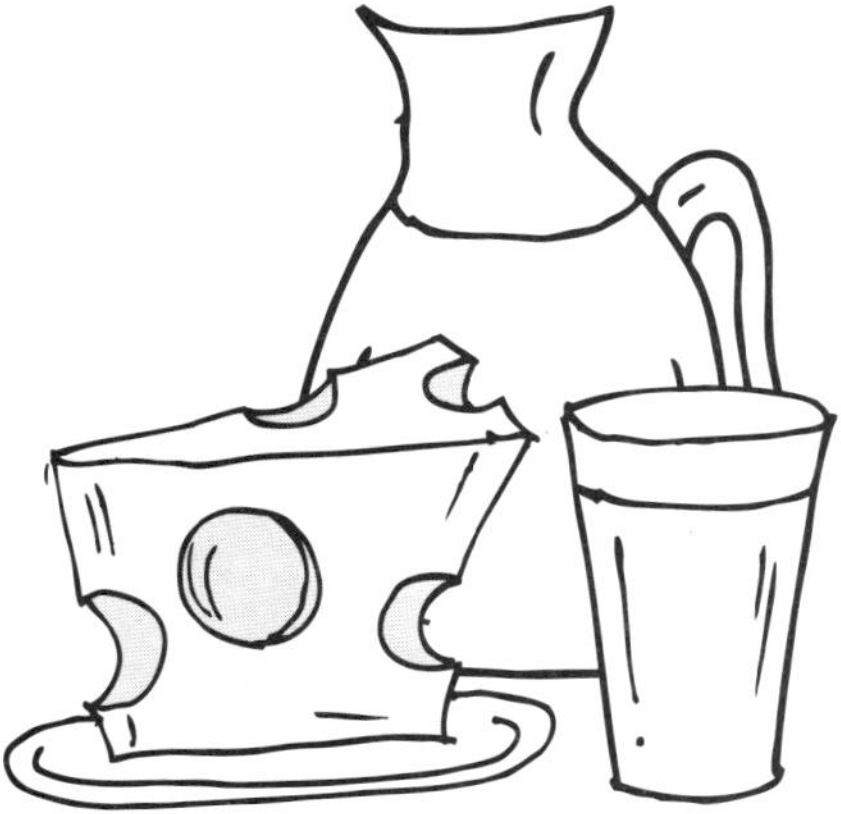

乳製品には、乳糖という糖分が含まれ、これを体内に吸収するには酵素で分解されなければならない。しかし、日本人の多くは、その酵素を持っていないと言われている。好きな人は摂ってもいいが、健康のためにと無理に摂る必要はない。

サプリメントだけでは やせられない

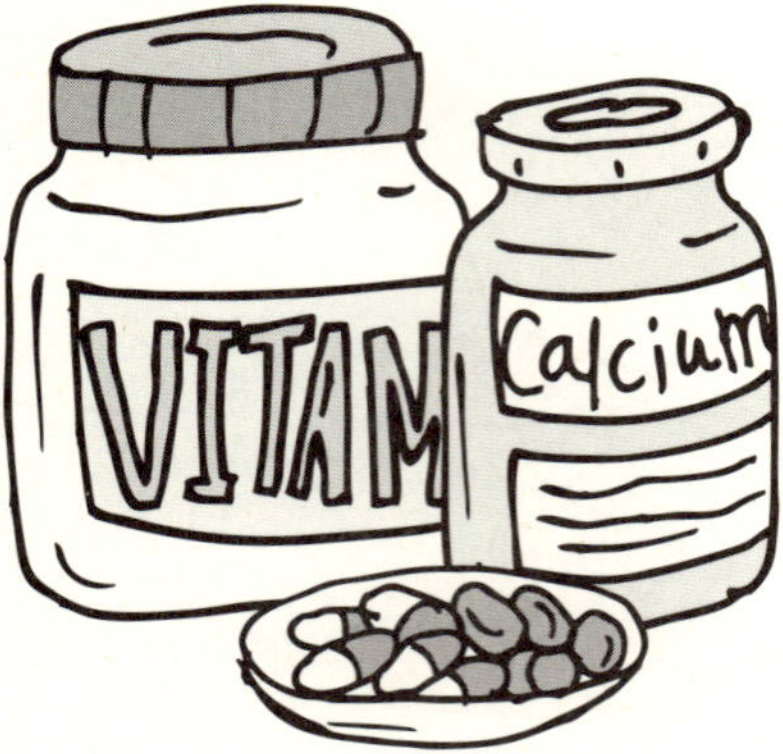

サプリメントは手軽で便利な栄養源だが、化学的な処理が施された加工食品でもある。そればかりに頼り過ぎてしまうと、身体にどんな負担がかかるかわからない。同じ栄養素を天然の食品から得られるなら、それに越したことはない。

そのバターは本物か要確認

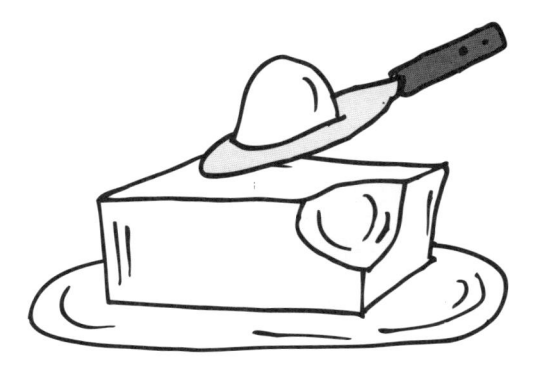

植物油を使い、バターよりも健康的な食品に思えるマーガリン。実は化学的な処理が加わっているせいで、「狂った油」の異名を持つトランス脂肪酸が含まれている場合が多い。できるだけ天然素材のバターに変更しよう。

監修：伊達友美（だて・ゆみ）

管理栄養士、日本抗加齢医学会認定指導士、銀座アンチエイジングラボラトリーカウンセラー。日本メンズヘルス医学会会員など。自身も数々のダイエットを試し、最終的に－20kgに成功した経験を持つ。美しく健康的にやせる減量栄養指導で多くの女性の支持を集めているが、男性ならではの事情に配慮した的確な指導で男性ファンも激増中。著書に『食べて痩せる100のコツ』（マガジンハウス）、『23時から食べても太らない方法』（WAVE出版）、『食べてやせる！魔法のダイエット』（宝島社文庫）など多数。

参考文献

『食べてきれいにやせる！ 伊達式 脂肪燃焼ダイエット』（伊達友美／幻冬舎）
『やせたい人は食べなさい：伊達式ダイエット成功メニュー集』（伊達友美／幻冬舎）
『食べてやせる！ 魔法のダイエット』（伊達友美／宝島社文庫）
『夜中にラーメンを食べても太らない技術』（伊達友美／扶桑社新書）
『新・食べやせ革命：挫折知らずのノンストレス・ダイエット』（伊達友美／大和出版）
『たまった脂は油で流せ！ 油摂りダイエット』（伊達友美／ワニブックス）
『メタボにならない脳のつくり方』（森谷敏夫／扶桑社新書）

STAFF

構成	都恋堂（樽林優、房野和博）
執筆	森泉麻美子、ツクイヨシヒサ
イラスト	後藤良平（BLOCKBUSTER）、田中桐子
撮影	杉田容子
本文デザイン＆DTP	佐藤香奈（mink's）

※本書は2009年1月に小社より刊行した別冊宝島1585『伊達式！ 飲んでも 食べても太らない本』を改訂して文庫化したものです。

宝島
SUGOI
文庫

伊達式！ 飲んでも食べても太らない本
(だてしき！ のんでもたべてもふとらないほん)

2009年5月23日 第1刷発行
2009年7月10日 第2刷発行

監 修 伊達友美
発行人 蓮見清一
発行所 株式会社 宝島社
〒102-8388 東京都千代田区一番町25番地
電話：営業03(3234)4621／編集03(3239)5746
http://tkj.jp
振替：00170-1-170829 (株)宝島社
印刷・製本 株式会社廣済堂

First published 2009 by Takarajimasha, Inc.
ISBN978-4-7966-7130-9